TABLEAU

DE

L'AMOUR CONJUGAL.

III.

Tb 68
S3
C.

IMPRIMERIE DE VOGLET, A LA FLÈCHE.

TABLEAU

DE

L'AMOUR CONJUGAL,

PAR NICOLAS VENETTE,

Docteur en Médecine ;

NOUVELLE ÉDITION, ORNÉE DE GRAVURES.

TOME TROISIÈME.

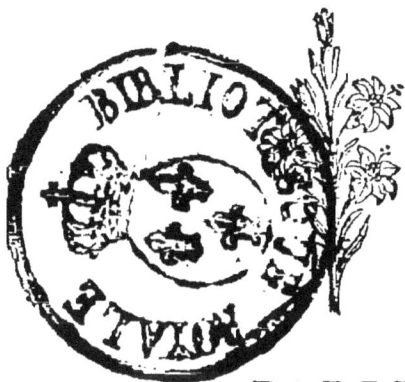

PARIS,

A LA LIBRAIRIE DU LIS D'OR.

VAUQUELIN, libraire, quai des Augustins, n° 11.

1815.

TABLEAU

DE

L'AMOUR CONJUGAL.

TROISIEME PARTIE

CHAPITRE PREMIER.

Des Incommodités que causent les plaisirs du mariage.

On dit que les plus grands malheurs qui arrivent aux hommes ne viennent ordinairement que de l'excès de l'amour ou du vin; et pour ne parler ici que du premier, on doit avouer qu'il y a des emportemens que les plus sages ont bien de la peine à retenir. Cette passion ne garde point de mesure, et quand elle en garde, elle cesse d'être appelée amour; rien ne s'oppose à sa violence, tout lui obéit en nous-mêmes et hors de nous-mêmes, et elle trouve autant d'esclaves qu'elle trouve d'hommes.

Ce n'est point assez que de coucher une nuit ou deux avec une femme, et de jouir plusieurs fois avec elle des plaisirs de l'amour, il faut encore que cela aille à plusieurs mois et à plusieurs années. de suite, comme si cette passion ne s'assouvissoit jamais mieux par aucune autre chose que par elle-même. Ce n'est pas dans cette rencontre qu'une action souvent réitérée nous déplaît, et que notre délicatesse est blessée par le moindre objet dégoûtant ; si cela arrive quelquefois, l'Amour a tant d'adresse, qu'il sait bientôt nous guérir de nos petits dégoûts.

Epicure, que l'on a voulu faire passer pour un voluptueux indiscret, ne pouvoit caresser des femmes, ni approuver les plaisirs de l'amour. Il soutenoit que les embrassemens étoient les ennemis capitaux de notre santé ; que quand nous les caressions, toutes nos parties principales en souffroient, et que notre âme même en recevoit quelques atteintes. En effet, cette passion corrompt notre esprit, abat notre courage, et em-

pêche l'élévation de notre âme; témoin Salo-
mon, que l'antiquité a surnommé le Sage,
qui perdit l'esprit par l'excès des divertissemens avec les femmes; témoins encore
les Sardiens, qui, ayant perdu leurs forces
avec les servantes des Smyrniens, furent
honteusement vaincus par leurs ennemis.

Si nous voulions examiner ce que l'on
souffre dans l'un et l'autre sexe, lorsque
l'on aime éperduement, nous verrions combien il est dangereux de se laisser prendre
aux amorces d'un amour excessif.

Depuis qu'un homme s'est abandonné à
ses plaisirs, il a perdu son embonpoint et
sa bonne mine : sa tête n'est plus garnie de
cheveux comme auparavant; ses yeux sont
ternis et livides, et l'on ne s'aperçoit plus
du feu qui y brilloit autrefois : il ne voit
plus que de fort près, et encore faut-il que
l'industrie des hommes lui fortifie la vue.
Mais de l'humeur qu'il est, il aimeroit mieux
la perdre que de se priver de ses plaisirs;
et j'attends à toute heure qu'il dise à ses
yeux ce que leur dit autrefois Théotyme,
au rapport de saint Jérôme.

Les plaisirs de l'amour nous fascinent et
nous aveuglent : ce qui a fait dire aux poëtes,

que l'Amour n'avoit point d'yeux; car dans les contentemens qu'il nous cause, il se fait une telle dissipation d'esprits, qu'il est impossible après cela qu'il en reste assez pour en fournir ces parties-là.

Le cerveau, qui est le principal organe de toutes les facultés de l'âme, se refroidit et se dessèche tous les jours par la perte que nous faisons incessamment de nos humeurs dans les caresses des femmes. Il s'affoiblit encore, il s'épuise et se consume, si bien que dans quelques hommes lascifs, au rapport de Galien, on a quelquefois trouvé cette partie tellement diminuée, qu'elle n'étoit pas plus grosse que le poing. Quelle apparence y a-t-il qu'étant ainsi disposée elle pût contribuer à la santé du corps, et fournir la matière propre à faire toutes les belles fonctions de l'âme?

Enfin, par la disette des esprits, les yeux sont tristes et enfoncés, les joues pendantes et les narines desséchées; le front aride et calleux, l'ouïe dure, la bouche puante; en un mot, nous ne voyons que trop souvent les effets funestes que cause un amour déréglé.

Si la tête a ses langueurs, la poitrine n'en

souffre pas moins ; et comme c'est ici que
la chaleur naturelle et l'humide radical ont
leur principal siége, c'est aussi dans ce lieu
que nous nous apercevons, plus qu'ailleurs, des désordres que cause cette passion
indiscrète. Les hommes deviennent phthi-
siques et desséchés par les trop fréquentes
caresses des femmes ; et quelques femmes,
si elles allaitent après avoir fait plusieurs
enfans, tombent aussi dans de semblables
maladies. On remarque dans les uns et dans
les autres un feu étranger qui consume ce
qu'ils ont de plus humide dans le cœur ; et
la fièvre lente qui les mine donne des
marques de la cause qui l'a reproduite. Ils
ont une grande difficulté de respirer : la
soif les travaille ; ils ne savent ce que c'est
de dormir ; ils toussent sans cesse, mais ils
ne crachent rien ; et s'ils crachent quelque
chose, c'est un peu de sang. Quelque malades qu'ils soient, ils ne sentent presque
point de douleur, ou ne s'en plaignent que
fort légèrement. Ah ! que le mal que produit l'amour est trompeur, jusqu'au moment même où il est le plus redoutable !

Mais c'est dans les parties naturelles que
l'amour fait ses plus funestes impressions.

III.   *

Les parties voisines s'en ressentent plus que les autres, et sont ainsi punies d'avoir contribué de leur part à l'excès de nos plaisirs.

Les incommodités de nos parties naturelles sont en trop grand nombre, pour nous arrêter ici à les déterminer les unes après les autres. Il suffit d'en avoir parlé ailleurs, et de dire présentement que la douleur et le repentir suivent toujours les contentemens réitérés que nous avons pris avec les femmes, et qu'à force d'aimer nous avons appris à n'aimer plus; d'où vient que le tombeau de Vénus, si nous en croyons quelques-uns, est encore maintenant tout couvert d'herbes froides qui s'opposent à la fécondité des hommes.

Si ce n'étoit encore qu'une douleur passagère ou qu'un léger repentir qui fussent les effets d'un amour déréglé, peut-être qu'on en pourroit mépriser les attaques; mais outre la stérilité, la sécheresse des reins, le flux de ventre et d'urine, et la chûte du siége, on est encore maltraité de cette infâme maladie, qui ne finit souvent ni par la salivation ni par la sueur. Elle est si fortement enracinée dans la moëlle des os de ces fameux débauchés, que pour

l'en arracher il faudroit que l'amour qui l'a
fait naître fût effectivement un dieu, et qu'il
sût faire des miracles.

L'estomac ne peut faire sa fonction, sa
chaleur est dissipée par la perte des esprits
et par l'excès de la volupté. Il ne fait plus
que des crudités au lieu d'un bon chyle.
C'est d'où viennent tant de catarres, de
fluxions, de gouttes et de douleurs noctur-
nes que ressentent ceux qui, pendant toute
leur vie, ont suivi avec trop de complaisance les inspirations de Vénus. On remarque de la foiblesse dans les jointures de
leur corps, et au lieu d'une humeur douce
et gluante qui facilite pour l'ordinaire les
mouvemens de toutes nos parties, on n'y
trouve que du plâtre pour symbole de l'im-
posture de l'amour.

En effet, l'excès des plaisirs trouble notre
repos par des inquiétudes continuelles, et
altère notre santé par des qualités contre
nature. Plus le plaisir est grand, plus son
excès est pernicieux, si bien qu'il faut le
prendre avec mesure pour n'en recevoir que
de la satisfaction. La volupté est un poison
qu'il faut corriger pour l'empêcher d'être
funeste : elle est comme l'antimoine ou l'ar-

gent vif qu'il faut préparer, si nous voulons
qu'il nous profite.

L'excès des viandes suffoque notre chaleur naturelle : l'exercice violent affoiblit
nos forces, et les plaisirs les plus innocens
de l'amour deviennent des supplices quand
ils sont immodérés.

Pendant que l'homme ne vivoit que de
gland et ne buvoit que de l'eau, il n'avoit
point d'humeurs superflues, et ne savoit
ce que c'étoit que fièvre et que fluxion.
L'abstinence seule le guérissoit des incommodités qui l'attaquoient quelquefois ; mais
depuis qu'il a traversé les mers pour aller
aux Indes ; qu'il a percé une infinité de
royaumes pour trouver la Chine ; qu'il ne
s'est pas contenté des alimens communs
que la nature lui fournissoit en qualité de
mère ; qu'il a mis sur sa table des truffes,
des champignons, des huîtres, et les autres
choses qui irritent plutôt l'appétit qu'elles
ne servent à entretenir la vie ; qu'il y souffre
des pâtés, des tartres, des ragoûts et des
entremets dont il a farci son estomac ; qu'il
ne s'est pas contenté de vin naturel ; qu'il
y a mêlé une infinité de drogues pour le
rendre ou plus clair ou plus suave ; que la

ace l'a emporté sur la fraîcheur de nos
…ves; enfin, depuis qu'il est voluptueux,
…l est sujet à la pierre, à la colique, aux
…ouleurs d'estomac, et aux autres maladies
…ue nous voyons lui arriver tous les jours.

Tandis que l'homme ne suivoit que les
…mouvemens de la nature, qu'il ne caressoit
…a femme qu'après avoir plusieurs fois res-
…enti les aiguillons de la concupiscence, et
…que sa raison étoit la maîtresse de sa passion,
…l étoit fort et robuste, et n'avoit jamais
…prouvé les suites fâcheuses des maladies
…ecrètes et criminelles; mais depuis qu'il a
…ait gloire d'avoir plusieurs femmes; qu'il
…e s'est pas contenté des mouvemens de la
…ature, qu'il s'est excité lui-même par des
…remèdes qui aiguisent l'appétit sensuel; en
…un mot, depuis qu'il est luxurieux, il est
…aussi attaqué de foiblesse de nerfs, de goutte,
…de stupidité, et d'une infinité d'autres ma-
…ladies qui l'accablent.

Mais si, après avoir trop souvent em-
…brassé une femme, l'âme ne souffroit point
dans ses principales facultés et dans ses
fonctions les plus nécessaires à la vie, au
…moins pourroit-on se consoler des maux
que le corps endure; mais, à dire le vrai,

III.   B

les langueurs de notre âme sont encore bien plus considérables que celles de notre corps. Si elle est malade, l'économie de notre corps en est presque toute détruite, notre mémoire se perd, notre imagination s'égare et notre raison se diminue. Alors nous n'avons plus de prudence pour nous conduire dans les occasions de la vie, où nous en avons tant besoin; et s'il nous reste encore un peu d'entendement, ce n'est que pour observer que nous le perdons peu à peu. C'est une des plus fortes raisons que l'église latine ait eue de ne permettre point à ses prêtres l'usage des femmes; et saint Paul, qui préfère partout la continence au mariage, savoit bien quels malheurs causoit l'amour, qui dans son action et dans ses suites ne pouvoit jamais être modéré : car combien de passions entraîne-t-il après lui ! et, pour ne parler ici que de la jalousie qui en est une suite assez commune, combien ne fait-elle point souffrir ceux qui s'y abandonnent, et jusque-là qu'on en a vu qui en sont morts, comme Lépidus !

La santé, la vertu, le mérite et la réputation servent de prétexte à ce vice pour

s'établir; et quand il s'est une fois emparé
d'un cœur, il change l'amour en rage, le
respect en mépris, et la tranquillité en
défiance. C'est alors qu'un homme rend
son remède plus dangereux que son mal,
et qu'au lieu de se guérir par le silence,
comme firent autrefois Pompée et Caton,
les deux plus fameux cocus de leur siècle,
il les met au jour, et même fait connoître à
la postérité ses infortunes domestiques.

Que les bêtes sont heureuses dans leurs
passions! elles vivent sans souci et sans
alarmes; elles ne forment jamais de désirs,
et ne sèchent jamais de tristesse; elles ont
les plaisirs que l'amour leur suggère, sans
en ressentir les maux. L'intérêt, l'ambition,
la vanité et les autres passions de l'âme ne
les occupent jamais. Cependant nous avons
la raison, dont nous ne faisons guère usage.
Elle n'est pas un si grand avantage pour
nous que les philosophes le publient. C'est
un foible remède contre la violence de nos
passions, et principalement contre celle de
l'amour. Un peu de complaisance la séduit.
Quand nous l'apelons à notre aide, lorsque
l'amour nous suffoque, au lieu de nous sou-
lager, elle aide à déchirer notre cœur. En

vérité, c'est une chimère inventée à plaisir
pour nous faire souffrir davantage, et ceux
qui en ont le plus sont bien plus fortement
maltraités. Ne vaudroit-il pas mieux vivre
comme les bêtes, dans une indolence et
dans une oisiveté innocente, que d'avoir de
l'esprit et de la raison pour nous faire souffrir ? C'est ce que me disoit l'autre jour un
ami sur la matière que je traite.

Je puis donc dire sans exagération que
l'amour déréglé est la peste la plus perni-
cieuse qui puisse jamais affliger les hommes.
Il nous jette dans des maux qui sont entièrement incurables ; et l'épuisement, qui en
est la cause, fait la difficulté de leur gué-
rison. Il apporte avec précipitation la vieillesse, et nous fait tomber, sans qu'on s'en
apercoive, dans les infirmités de cet âge-
là ; car, par la froideur et la sécheresse
excessive qu'il nous cause, qui sont les
qualités opposées aux principes de la vie,
il nous avance la mort, à laquelle nous ne
nous attendions pas sitôt.

Il s'en est vu même qui ont perdu la vie
dans le moment. Pindare eut la destinée de
mourir par l'excès de l'amour, dont il avoit
fait si souvent l'éloge ; et Tertulien nous

fait remarquer que le philosophe Speucipus n'eut pas le temps, avant que de mourir, de s'attrister ni de se repentir, comme on fait ordinairement, après qu'il eut pris ses divertissemens avec une femme; et de nos jours le cardinal de Sainte-Cécile mourut à Rome pour avoir trop aimé. Si bien que les choses extrêmes sont pour nous fort in-commodes. Trop de bruit nous rend sourds, trop de lumière nous avengle, trop de dis-tance et de proximité nous empêche de voir, trop de plaisir nous incommode. Les qua-lités excessives nous font du mal : nous ne les sentons plus, nous les supportons.

C'est cette Vénus du soir qui est l'avant-courière de la nuit et des malheurs de notre vie. Si elle peut se vanter avec raison de nous avoir fait naître, nous pouvons jus-tement nous plaindre de ce qu'elle peut nous causer la mort. Aussi s'est-il trouvé des peuples qui lui ont fait bâtir des tem-ples, et qui ont eu pour elle de la vénéra-tion, sous le titre de ces deux propriétés.

L'amour ne demande que des gens ro-bustes pour ses actions. Ceux qui sont natu-rellement foibles, aussi bien que les con-valescens, ne sont point en état d'obéir à

II.

ses ordres. Ils ont trop besoin pour eux-
mêmes de chaleur naturélle, sans la dissi-
per avec les femmes, comme fit autrefois
celui dont parle Galien, qui, n'étant pas
encore tout-à-fait guéri d'une violente maladie, mourut la même nuit qu'il se fut
diverti avec sa femme; et Alexandre
Benoît nous a fait aussi remarquer que le
sénateur Virturio, étant décrepit, n'eut pas
été plutôt transporté par les plaisirs de
l'amour, qu'il en perdit la vie peu de temps
après. Sur cela, Jean Dorat, qui épousa
dans sa vieillesse une fille de vingt-deux
ans, disoit fort agréablement qu'il aimoit
mieux mourir par une épée bien nette et
bien polie, que par un vieux fer rouillé.

De tous les animaux, il n'y en a point
qui, dans les plaisirs amoureux, s'épuise
plus que l'homme : un seul épanchement
lui causera plus de foiblesse, si nous en
voulons croire Avicenne et l'expérience
même, que quarante fois autant de sang
qu'on lui pourroit tirer.

C'est sans doute pour cela que Démocrite blâmoit si fort les divertissemens pris
avec les femmes, et que voulant se conserver les forces que la nature lui avoit

données, il témoignoit qu'il n'étoit pas d'humeur à les perdre dans leurs caresses. Les athlètes aussi ne se marioient jamais, pour être plus forts et plus vaillans dans les jeux olympiques.

S'abstenir en quelque façon des femmes est l'une des trois choses qui peuvent le plus contribuer à notre force et au bonheur de notre vie ; car si nous sortons de table avec appétit, si nous aimons le travail, et que nous n'épanchions point notre semence, je suis bien persuadé que notre santé sera parfaite et exempte de tous les maux qui la troublent ordinairement.

Les embrassemens d'une femme ne sont pas pour cela criminels ni dangereux, et l'action n'est pas impudique, si nous en croyons saint Jérôme et saint Augustin : il n'y a que les excès que nous y faisons souvent qui peuvent être défendus, et produire toutes les incommodités dont nous venons de parler.

~~~~~~

CHAPITRE II.

Des Utilités qu'apportent les plaisirs du Mariage.

Si la modération doit être gardée en quelque chose, ce doit être sans doute dans les embrassemens des femmes. Cette vertu est nécessaire pour conserver notre santé, ou la rétablir quand nous l'avons perdue; que si nous nous éloignons tant soit peu, nous tombons infailliblement dans les incommodités dont nous avons parlé au chapitre précédent.

Que s'il n'y avoit point d'excès dans la passion de l'amour, et que l'on n'en fût point incommodé, on n'espéreroit point de remède. Ainsi, il est non-seulement juste, mais utile pour nous, de découvrir notre foiblesse et notre corruption, pour en chercher le remède; et il est également injuste qu'après l'avoir trouvé nous ne voulions pas nous en servir; et c'est peut-être pour

cela que présentement (1), selon le témoignage de Léonard Coquée, aussi bien que
du temps de saint Augustin (2), comme il
le rapporte lui-même, on permettoit à
Rome les caresses des courtisanes, d'où
procèdent et nos maladies et nos remèdes.

Quoique l'amour soit la plus puissante
de toutes les passions, qu'il n'y ait point
d'homme qui ne vive sous son empire, et
qui ne soit aussujetti à ses loix, je suis
pourtant persuadé que nous pouvons, en
quelque façon, resister à sa violence, et
nous empêcher d'exécuter si précisément
ses ordres. Zénon en peut servir de preuve,
lui qui, pendant sa vie, ne baisa sa femme
qu'une seule fois, et qui y fut obligé par
civilité.

En effet, notre santé seroit plus parfaite,
si nous usions sagement des plaisirs de l'a-
mour. Nous aurions une certaine gravité
dans la chaleur du plaisir pour devenir pères,

(1) Ecclesia et Principes Christiani meretrices
permittunt ut gravioribus malis occurant. *Co-
queus. comm. in August.*

(2) Latebræ requiruntur in usu scororum quæ
terrena Civitas licitam fecit turpitudinem. *Lib.*
14, *Cap.* 18, *de Civ. Dei.*

que nous n'avons pas quand nous ne cher-
chons que le contentement.

Les impatiences et les chagrins qui troublent notre repos ne seroient pas si fré-
quens ; nous vivrions sans inquiétude, et
la douleur ne prendroit pas si souvent la
place de la tranquillité. Nous nous diver-
tirions sans peine, de quelque tempérament
que nous fussions. Nous ne ressentirions
ni langueur ni lassitude après avoir caressé
une femme, et notre santé seroit beaucoup
mieux affermie qu'auparavant, après nous
être déchargés de tout ce que nous avions
de superflu. La chaleur naturelle n'est jamais plus robuste que quand il n'y a plus
d'impuretés qui embarrassent ses actions et
qui empêchent ses effets.

Une même chose peut être utile et pré-
judiciable, selon l'usage que l'on en fait :
l'abstinence guérit souvent les incommodités de Charlemagne, et ce fut presque
elle seule qui, pendant sa vie, fut le remède pour toutes ses maladies ; et la même
abstinence le mit enfin dans le tombeau. Le
bain d'eau froide qui soulagea Auguste,
tua Marceline peu de temps après ; et l'a-
mour, qui cause tant de désordres quand

nous en abusons, nous procure beaucoup de bien quand la raison ou la nécessité nous fait suivre ses mouvemens.

Il n'y a rien au monde qui rafraîchisse davantage les bilieux que les caresses des femmes; et si dans l'action ils se sentent un peu échauffés, cette chaleur n'est que passagère, et ne dure pas plus que les divertissemens qu'ils y prennent. Toutes sortes de tempéramens y trouvent du secours, et cette action échauffe aussi doucement les pituiteux, qu'elle excite les sanguins. Les mélancoliques en sont réjouis, et ils se défont, par ce moyen, de leur tristesse et de leur timidité. Leur appétit perdu et leur estomac débauché en sont rétablis. C'est ce qui donna le nom d'Antiévro à la courtisane Hoéa, parce qu'elle distribuoit un remède assuré contre l'humeur noire. En effet, les plaisirs que nous prenons avec les femmes guérissent notre mélancolie, et font plus d'effet sur nous que tous les ellébores des médecins. La pensée même de l'amour nous fortifie et nous réjouit; elle augmente notre chaleur et dissipe notre bile noire et épaisse.

Cet homme dont Galien nous fait l'his-

toire, qui avoit été si touché de la mort de sa femme, qu'il résolut de n'en avoir jamais, se trouvant quelque temps après fort incommodé par des indigestions d'estomac et par une tristesse dont il ne connoissoit pas la cause, fut enfin obligé de rompre son vœu, et de se joindre amoureusement à une autre, entre les bras de laquelle il recouvra aussitôt la santé.

Quoique la copulation conjugale ait été nommée, par quelques-uns, *une légère épilepsie,* elle ne laisse pas pourtant de guérir cette grande maladie, et beaucoup d'autres qui cessent souvent aux premiers plaisirs que nous prenons avec les femmes, et au premier sang que les filles répandent par leurs parties naturelles.

L'on dompte les animaux les plus féroces par l'approche d'une de leurs femelles. Le tigre n'est plus tigre auprès de la sienne. Un homme, quelque emporté qu'il soit, devient modeste et traitable auprès d'une femme; et il se trouve souvent des vierges ou des veuves furieuses qui ne s'appaisent que par les embrassemens des hommes.

Toutes les grandes humidités du cerveau, les fluxions funestes qui nous cau-

nt souvent dans la gorge ou dans la poi-
ine des maladies incurables ne sont ordi-
.irement prévenues que par la modération
ins les plaisirs que nous prenons avec les
mmes. Cette pesanteur insupportable du
rps et ces lassitudes que nous ressentons
.ns l'oisiveté et après la bonne chère ne
nt guéries que par ce remède. Les athlè-
s avoient autrefois trouvé cet expédient
uur se délasser de leur lutte, et ils se sen-
ient allègres et plus forts dès qu'ils s'é-
ient divertis avec une femme.

Cet exercice amoureux efface tous les
nges qui nous font de la peine; nous
ormons ensuite avec tranquillité; et si
amour déréglé nous cause l'aveuglement,
a dissipant nos esprits, l'amour modéré
nd nos yeux plus clairs, en vidant les
umidités qui nous troublent la vue.

La voix, de chancelante et d'entrecou-
ée qu'elle étoit auparavant, devient plus
orte et plus ferme; la chaleur du cœur
augmente sans nous incommoder, et la
orce des entrailles se fait connoître par la
igueur de leurs actions. L'estomac n'en-
endre plus de vents et ne fait plus de
rudités; on n'entend plus de murmure dans

les boyaux, et les reins, qui se trouvoient appesantis par la semence qui les accabloit, se sentent en même temps soulagés par la décharge de cette matière.

C'est enfin le souverain remède des pâles couleurs, et une fille qui fait peur à tout le monde par sa jaunisse reprendra, peu de temps après son mariage, ce teint de lis et de roses, qui est le signe assuré d'une santé parfaite. Après les premiers combats amoureux, elle sentira sortir du sang d'elle-même, comme une marque de la victoire de l'amour. La paix et l'abondance viendront bientôt après; la bonne complexion et la fécondité combleront de joie cette personne qui avoit presque perdu l'espérance de les voir jamais.

Cette jeune veuve, qui tomboit si souvent dans les suffocations qui la menaçoient d'une mort subite, n'est plus sujette à ces maux depuis qu'elle s'est remariée. Enfin, cette Vénus matinière ne nous présage que la beauté du jour et les plaisirs de la vie; c'est elle qui, étant réglée, nous fait devenir pères de plusieurs enfans et nous rend l'embonpoint que nous avions perdu à force d'aimer.

Ce jeune homme à qui le visage est devenu pâle, les yeux meurtris, enfoncés, les lèvres blêmes, la voix chancelante, la respiration entrecoupée de soupirs, et interrompue de sanglots, qui ne boit et ne mange plus, qui va expirer par l'excès de sa passion amoureuse, n'a pas plutôt obtenu la possession de ce qu'il aime, qu'on lui voit reprendre peu à peu ses forces; son embonpoint revient, sa santé est ensuite ferme et assurée. Jamais Antiochus n'eût recouvré la sienne, si Séleucus ne l'eût fait jouir de Stratonice; et jamais Juste, femme du consul Boëce, ne fût revenue de sa langueur, sans la pitié qu'en eut le comédien Pylade.

Je ne voudrois pas imiter ici le médecin Appollonides, qui se trompa si lourdement sur la vraie cause de la maladie d'Amitis, femme de Mégalizlus et fille de Xerxès: ce médecin pensant que la fièvre étique de cette femme étoit du nombre de celles qui se guérissent par l'amour, il lui conseilla les embrassemens d'un homme; mais comme quelque temps après Amitis ne se sentit point soulagée par cette sorte de remède, outrée de douleur contre le médecin, elle s'en plaignit à sa mère, qui le dit ensuite à

Xerxès. Le roi en fut si touché, qu'il condamna le médecin à être enterré tout vif jusqu'au cou : ce qui fut exécuté de suite.

La goutte qui, selon les médecins, est souvent occasionnée par les caresses des femmes, en est quelquefois guérie ; et il s'est vu des goutteux qui en ont été soulagés, lorsqu'ils en ont usé avec modération. En effet, il n'y a point de moyen plus assuré pour nous conserver la santé, ou pour éviter une mort précipitée, que de se joindre quelquefois à une femme. Le poëte Lucrèce ne se seroit jamais tué, s'il eût possédé la belle qui le faisoit soupirer, et cette fille de trente ans, dont Riolan fit un jour la dissection, n'auroit pas perdu la vie si elle s'étoit mariée; car la semence n'auroit pas suffoqué sa chaleur naturelle, et son testicule gauche ne seroit pas devenu aussi gros que le poing, par l'abondance et la rétention de cette matière : encore la fille que M. Leduc disséqua dernièrement, dans l'hôpital général de la Salpêtrière de Paris, ne fût point morte de fureur hystérique, si son testicule gauche ne fût devenu gros comme le poing, par la rétention d'une semence épaisse.

Au lieu que l'amour déréglé nous rend stupides, l'amour que l'on ménage avec prudence nous cause de la santé, nous inspire de la hardiesse et nous fait naitre de l'agrément. Un paysan qui a l'esprit naturellement grossier ne paroîtra pas être ce qu'il est quand il aime; alors il se trouvera peut-être en état de disputer avec un autre beaucoup plus spirituel que lui de la finesse de l'esprit et des mouvemens de sa passion.

Il est donc vrai que les embrassemens des femmes ne nous peuvent faire de mal, pourvu que nous suivions le conseil d'Hippocrate, qui ne veut pas, même dans le printemps, qui est la saison la plus propre à cet exercice amoureux, nous permettre d'en faire des excès. Ces voluptés licites nous comblent de toutes sortes de biens; elles rendent notre âme satisfaite, et augmentent les forces de notre corps, tellement que quand même nous serions attaqués de quelque venin qui commenceroit à détruire les forces de notre cœur, la copulation, si nous en voulons croire les naturalistes, seroit un remède suffisant pour nous garantir de sa malignité.

Quand on ne se propose que de faire des

II.   *

enfans, que l'on suit simplement les mouvemens de la nature, et qu'on n'est ému par
les chatouillemens de la semence, que
comme nous le sommes par les irritations
des autres excrémens de notre corps, on
n'intéresse jamais sa santé par ces sortes
de divertissemens. C'est ce qu'Euripide a
fort bien exprimé dans une autre langue,
lorsqu'il parle à Vénus de la sorte :

> Vénus, en beauté si parfaite,
> Inspire, de grâce, à mon cœur
> Ta plus noble et plus vive ardeur,
> Et rends dans mes amours mon âme satisfaite:
> Mais tiens si bien la bride à mes ardens désirs,
> Que sans en ressentir ni douleur ni foiblesse,
> Jusque dans l'extrême vieillesse
> Je prenne part à tes plaisirs.

Et pour dire là-dessus ce que je pense, un
vieillard de soixante-dix ans sera encore en
état de caresser une jeune fille, et de lui
faire un enfant, si pendant sa jeunesse il
n'a pas pris trop de liberté avec les dames.
C'est ce que l'oracle a voulu dire aux
Spartiates, quand il leur commande d'élever
une statue à Vénus, avec ces mots écrits en
d'autres caractères : *Vénus qui retarde la
vieillesse ;* en voulant faire connoître qu'elle

n'est pas ennemie de notre santé, si nous suivons ses conseils avec prudence.

Enfin ce seroit peu que d'avoir parlé des plaisirs du mariage, sans en découvrir les remèdes qui s'opposent à leurs excès, et les moyens dont on doit se servir pour les éviter ; et nous serions fort injustes si nous favorisions le crime en favorisant la concupiscence de la chair, sans avoir égard à l'obéissance que nous devons aux ordres de Dieu.

CHAPITRE III.

S'il y a des véritables signes de grossesse.

QUOIQUE parmi les hommes il y ait des coutumes qui nous paroissent ridicules, on doit pourtant s'imaginer que l'on a eu de bonnes raisons de les établir. Le temps les a favorisées, et l'usage, qui est le maître et le tyran des actions des hommes, les a soutenues. Ces coutumes se sont sanctifiées dans la suite, comme les petits ruisseaux qui, coulant vers la mer, se grossissent enfin, et deviennent de grands fleuves.

L'exercice que font les gens mariés en dansant le jour des noces paroît extravagant à plusieurs personnes, qui blâment toujours ce qui ne leur plaît pas. Ils ne sauroient se persuader que ce n'est pas sans raison que l'usage tolère cette ancienne coutume. Mais, si l'on faisoit un peu de réflexion sur les effets que causent les mouvemens des mariés, peut-être trouveroit-on que la danse des noces n'a été inventée que pour perpétuer plus aisément l'espèce des hommes. Car ce n'est ni la malice du siècle, ni la dépravation des mœurs, ni l'amour, ni les voluptés déréglées qui sont la cause de cette cérémonie; c'est la raison même qui a voulu que les mariés dansassent le jour qu'ils se marient, afin que, par cette agitation, leur corps fût plus libre, plus ouvert et plus propre à la génération.

Les naturalistes nous font remarquer que si l'on veut avoir un cheval de prix, on doit fatiguer la cavale avant qu'elle soit couverte; et que de cette conjonction plutôt que d'une autre il naît ordinairement un animal fougueux et propre à la guerre.

Ainsi les femmes s'étant agitées, avant que de se joindre amoureusement à leurs maris, sont défaites d'une partie de leurs excrémens, et la chaleur qu'elles ont acquise en dansant a servi à dessécher leurs parties amoureuses, qui ne sont, le plus souvent, que trop humides, et qui, par ce moyen, ne sont pas disposées à la génération, car la trop grande humidité de ces parties est une des principales causes de la stérilité des femmes.

Après ces dispositions, on doit observer dans le mari et dans la femme d'autres circonstances qui servent de conjectures, pour établir la connoissance que nous pouvons avoir de la grossesse d'une femme. Car si le mari n'est ni trop jeune ni trop vieux ; que son tempérament soit robuste, et ses parties principales bien saines ; qu'il ne soit ni trop gras ni trop maigre, et qu'il ait les parties de la génération bien faites et bien disposées ; que d'ailleurs la femme ait aussi les mêmes dispositions, qu'elle soit dans la fleur de son âge, et qu'elle jouisse d'une santé parfaite ; qu'elle ne soit ni trop grande ni trop petite, et que ses règles aient accoutumé de couler

selon les loix de la nature, je ne doute point
que s'il y a les moindres marques que la
femme soit grosse, on ne doive se le persuader, après tant de dispositions d'un
côté et de l'autre.

Mais parce que ces conjectures ne sont
pas des signes évidens de la grossesse, il
me semble que l'on en doit chercher quelqu'autre, pour la connoître avec certitude.
On sait que la grossesse est ordinairement
de neuf mois accomplis : ainsi nous examinerons d'abord les signes qui nous servent
de conjecture pour la découvrir dans les
premiers mois, et puis ceux qui nous la
rendent plus certaine dans les derniers.

On a tout lieu de croire qu'une femme a
conçu, lorsqu'après s'être divertie avec un
homme, elle demeure sèche, et qu'elle ne
rend point ce qu'elle a reçu, et qu'avec
cela un homme se retire sans être beaucoup humide. Au même temps la femme
ressent comme de petits frissons, semblables à ceux qui nous arrivent après avoir
mangé. Elle souffre quelquefois des foiblesses et des vomissemens dans le moment
que la semence de l'homme est dardée
vers le fond de sa matrice, et qu'elle est

reçue dans l'une de ses cornes pour se join--
dre avec la semence de cette femme et y
faire la conception.

La matrice, comme si elle avoit de la
joie d'avoir reçu l'humeur qui lui est propre,
se resserre pour la retenir ; ce qui cause à
la femme je ne sais quel mouvement dans
ses parties naturelles, duquel elle ressent
du chatouillement et du plaisir, et fait
qu'elle recherche alors plus ardemment la
compagnie d'un homme.

Si quelque temps après la sage-femme
la touche, et qu'elle rencontre une douce
résistance, la matrice et son orifice interne,
ferme et mollet, comme le cul d'une poule,
ou le museau d'un chien naissant, il n'y a pas
lieu de douter que la femme n'ait conçu.

Mais on ne se contente pas d'avoir des
signes communs, on fait encore quantité
d'expériences, à l'imitation de l'antiquité,
pour découvrir la grossesse d'une femme :
les uns frottent d'un rouge les yeux de
celle que l'on soupçonne grosse, et si la
chaleur pénètre la paupière, on ne doute
plus après cela que cette femme ne soit
enceinte.

Les autres tirent de son corps quelques

gouttes de sang, et après les avoir laissé
tomber dans de l'eau, ils conjecturent
qu'elle est grosse, si le sang va au fond. Il
y en a d'autres qui lui donnent à boire
cinq ou six onces d'hydromel simple ou
anisé, en se mettant au lit, et ils jugent de
la conception par les tranchées que cette
boisson cause à la femme.

D'autres lui donnent encore une ou deux
onces de suc de seneçon, mêlé avec un peu
d'eau de pluie, et s'imaginent qu'elle est
grosse, si elle ne la vomit point.

Quelques-uns, après avoir mis dans ses
parties naturelles une gousse d'ail, ou fait
brûler de la myrthe, de l'encens, ou quelqu'autre chose aromatique, pour lui en
faire recevoir la vapeur par le bas, croient
qu'elle est grosse, si elle ne ressent point
quelque temps après à la bouche ou au nez
l'odeur de l'ail ou des choses aromatiques.

Il y en a encore qui font diverses expériences sur l'urine. Ils considèrent cette
liqueur dès qu'on la rend, et après l'avoir
trouvée troublée, et de couleur de l'écorce
de citron mûr, avec de petits atômes qui
s'y élèvent et qui y descendent, ils disent
qu'elle a conçu.

D'autres laissent l'urine pendant la nuit dans un bassin de cuivre où l'on a mis une aiguille fine, et s'ils observent le matin quelques points rouges sur l'aiguille, ils ne doutent plus de la grossesse.

Quelques autres prennent parties égales d'urine et de vin blanc; si l'urine, après avoir été agitée, paroît semblable à du bouillon de féves, ils assurent que la femme est grosse.

Les autres laissent pendant trois jours reposer à l'ombre, dans un vaisseau de verre bien bouché, l'urine d'une femme; et après l'avoir coulée par un taffetas clair, s'ils rencontrent de petits animaux sur le taffetas, ils ne font pas difficulté d'affirmer que la femme est grosse.

Enfin je ne saurois dire combien d'expériences les hommes ont faites pour découvrir la grossesse d'une femme. Mais les dégoûts, les envies de vomir, les vomissemens même, et autres accidens qui leur arrivent, sont des signes bien plus certains, s'il en est réellement, que toutes les bagatelles dont l'antiquité a fait parade pour connoître une femme grosse.

Si les règles manquent à une femme

II. D

sans qu'elle soit attaquée par des frissons
ou par une fâcheuse fièvre, que le ventre
lui devienne plus plat ou plus resserré
qu'auparavant, selon le proverbe de sages-
femmes : *en ventre plat, enfant y a* ; que
principalement après avoir mangé elle soit
lente, et qu'elle ne puisse se toucher le
ventre sans douleur, ce sont aussi des marques de conception.

Ses règles, retenues pour la génération,
lui causent ordinairement des amertumes
de bouche, des rapports âcres ou aigres,
des éblouissemens, des langueurs, des lassitudes, des douleurs de tête et de reins, des
chagrins ou des transports de joie dont elle
ne sait pas elle-même la cause, des taches
au visage ou dans quelque autre lieu du
corps, des assoupissemens ; enfin, le plus
souvent un appétit déréglé : car il s'en est
vu qui ont mangé des charbons, de la cen-
dre, du plâtre et d'autres choses pareilles.
Tous ces accidens ne sont causés que par
le manquement des règles que la nature a
retenues pour ses usages particuliers, et
toutes les parties de la femme ne souffrent
que parce qu'elles sont arrosées des humeurs
qui doivent chaque mois être évacuées.

Outre les accidens que nous venons de marquer, il en arrive d'autres, après les quatre premiers mois de grossesse, qui nous servent de nouvelles preuves. Le sang qui croît tous les jours dans les veines d'une femme, pour l'usage de l'enfant, qui en a alors le plus besoin, leur apporte plusieurs petits désordres qui nous intruisent de l'état où elles sont. Il se jette sur la gorge, et leur cause, aux unes plus tôt, et aux autres plus tard, des douleurs et des duretés aux mamelles, lorsque le lait commence à s'y former, et que le mamelon avec son cercle devient rouge aux blanches, et noir aux brunes. Leur voix commence alors à devenir plus grosse, par la chaleur naturelle qui se multiplie, et leur salive est plus abondante; car on n'a jamais guère vu de femmes grosses, au moins de celles qui jouissent d'un embonpoint, qui ne fussent de grandes cracheuses.

Il paroît même, aux jambes et aux cuisses des plus sanguines, des veines enflées de diverses couleurs, que nous appelons varices; car on les remarque bleues aux blanches, et noires aux brunes, par la variété de leur tempérament.

Après tout, l'un des signes les plus assurés qui nous peuvent découvrir la grossesse d'une femme, c'est le mouvement de l'enfant ; car si l'on met la main sur son ventre, et qu'on l'y tienne fort long-temps, l'on s'aperçoit, vers le quatrième ou cinquième mois, d'un mouvement doux, et, sur la fin de la grossesse, d'un mouvement un peu plus fort qui vient de haut en bas, et vers le devant du ventre de la femme ; quand elle est couchée, le fardeau ne se meut point de la sorte ; il suit le mouvement du corps, et il tombe comme du plomb du côté qu'il se penche. Les vents ont aussi un mouvement indifférent : ils se font sentir inégalement, tantôt d'un côté et tantôt de l'autre ; et leur mouvement ne se fait pas vers le devant du ventre, comme dans une véritable grossesse, mais on le sent le long des boyaux, que l'on entend quelquefois gronder.

Si l'on observe le pouls des femmes enceintes, on trouve qu'il est beaucoup plus prompt et plus élevé que dans tout autre temps ; aussi ont-elles alors du sang et de la chaleur autant que deux personnes ; et des médecins peu expérimentés à toucher

le pouls de ces femmes s'imagineroient aisément qu'elles ont la fièvre.

On ne se contente pas de découvrir en
général la grossesse d'une femme par les
signes que nous avons exposés, on veut encore savoir si elle est grosse d'un garçon ou
d'une fille, ou même encore si elle est enceinte de plusieurs enfans.

Il est vrai que les garçons nous donnent
souvent des marques que les filles ne nous
donnent pas ; car celle qui est enceinte d'un
garçon se porte ordinairement beaucoup
mieux, et se sent même plutôt que si elle
l'est d'une fille, qui, dès les premières actions de sa vie, commence à donner plus
de peine à sa mère, que ne fait un garçon
pendant toute sa vie.

Si la mère, sur la fin de sa grossesse, est
attaquée de quelque fâcheuse maladie, sans
faire de fausse couche, c'est une forte conjecture qu'elle porte en ses flancs plutôt une
fille qu'un garçon ; celui-ci a ses attaches
plus sèches que celles-là ; il ne sauroit résister à des attaques si rudes.

Mais encore un mâle rendra robustes
toutes les parties droites de sa mère, qui,
en voulant marcher, se servira plutôt du

II.   *

pied droit, et en voulant prendre quelque
chose, agira plutôt de la main droite que
de la gauche. On remarquera encore dans
son œil, dans la mamelle et dans son pouls
du côté droit, beaucoup plus d'éclat, de
changement et de force que du gauche ; et
si l'on tire de ses mamelles une goutte de
lait, lorsqu'elle y en aura de perfectionné,
on verra qu'elle se conservera ronde sur
l'ongle, si elle porte un garçon ; au lieu que
si c'est une fille, le lait étant fort séreux,
ne se soutiendra pas si bien.

Pour le nombre des enfans, on ne peut
considérer que la grosseur extraordinaire
du ventre, et par le milieu une espèce d'en-
fonçure, qui nous donne des marques des
jumeaux.

De tous ces signes, il y en a de très-légers
et très-ridicules ; car de penser que l'on
puisse découvrir la grossesse d'une femme
par ses urines, c'est ce que je ne saurois me
persuader. Je sais bien jusqu'où l'avarice
des hommes a poussé cette curiosité ; mais
les différentes opinions où ils sont sur ce
sujet me font justement douter de la vérité
de leurs expériences.

L'urine ne nous peut donner tout au plus

que des marques de l'état des parties d'où elle vient, et de la disposition de celles par où elle passe. Comme elle ne traverse pas la matrice, et qu'elle ne fait qu'effleurer son col, quelles conjectures peut-on faire par cet excrément, si ce n'est de la disposition de la vessie, des reins et des parties supérieures?

Toutes ces expériences que l'on fait ordinairement avec de l'urine sont superstitieuses; tout ce qu'on met dans la matrice est dangereux; l'ail est caustique et brûlant, si on l'applique aux parties tendres du conduit de la pudeur. Les vapeurs des choses aromatiques sont suspectes, et il ne faut que cela pour faire de fausses couches. Mais il y a d'autres signes qui nous rendent plus certains que ceux-là de la grossesse d'une femme; car la sécheresse de ses parties après les caresses amoureuses, les chatouillemens et les frissons qu'elle ressent aussitôt, les foiblesses et anéantissemens où elle tombe dans le moment, sont de fortes conjectures pour nous faire croire qu'elle a déjà conçu.

D'autre part, si la matrice est fermée, que les règles soient retenues, que le ventre s'applatisse d'abord, et qu'il s'enfle dans la

suite ; que l'on s'aperçoive du lait qui se
forme dans les mamelles, et qu'enfin on
sente dans son flanc un mouvement qui ne
peut venir que de l'agitation de l'enfant,
qui est, si je puis parler ainsi, une partie
des entrailles de sa mère ; tous ces signes,
dis-je, joints ensemble, paroissent d'assez
fortes preuves pour nous persuader qu'une
femme est grosse.

Mais, à dire le vrai, il n'y a pas plus
d'assurance à la croire grosse qu'à deviner
si elle a une pierre dans la vessie lorsqu'on
en a quelques marques. Tant de signes qu'il
vous plaira de la grossesse d'une femme,
ce ne sont pourtant que des conjectures qui
nous peuvent quelquefois tromper, et que
des moyens de confusion pour un médecin
qui s'y assure avec trop de confiance. J'a-
voue que l'on est assuré de la pierre quand
on la touche avec la sonde, et que l'on est
aussi persuadé de la vérité de la grossesse,
lorsqu'on touche de la main la tête d'un enfant qui est dans le pas.

Si nous examinons en particulier tous ces
signes que l'on croit être les plus propres à
nous rendre certains de la grossesse d'une
femme, nous verrons clairement qu'ils sont

tous douteux ou équivoques ; car de demeurer sèches après avoir été embrassées, cela peut venir de la complexion de la femme et de la chaleur excessive de ses parties. De ressentir un plaisir extrême jusqu'à l'évanouissement, ce n'est pas non plus une marque de conception. Le cœur ressent de pressantes atteintes de l'amour, quand on jouit avec passion des délices du mariage, et le chatouillement que ressent alors une femme vient aussitôt des embrassemens d'un mari et de la compression de la poitrine, que des plaisirs de la conception ; jusque-là même qu'il s'en est vu qui ont engendré sans avoir ressenti du plaisir.

Il y a des femmes stériles qui ont naturellement la matrice fermée, il s'en trouve d'autres qui ont leur orifice dur et calleux, et qui ne sont pas grosses pour cela.

Les règles manquent souvent aux filles, sans aucun soupçon qu'elles soient enceintes ; et les pâles couleurs, pour ne rien dire des autres maladies, sont toujours accompagnées du défaut des règles. L'on n'a guère vu de femmes incommodées de faux germes ou de fardeaux à qui les règles n'aient manqué ; mais encore il y a des femmes grosses qui sont réglées les premiers mois de leur grossesse ; j'en connois même qui l'étoient assez régulièrement pendant presque tout le temps qu'elles étoient enceintes ; et d'autres qui ne le sont ni avant ni après la conception, comme il arriva à la femme de Gorgias, selon le témoignage d'Hippocrate, dans ses Épidémies, qui, n'ayant point ses règles, ne laissa pas de devenir grosse, et d'en manquer après comme avant la conception.

Le ventre devient grêle d'abord, et se grossit ensuite aussi bien par le faux germe, par le fardeau et par d'autres maladies, que par la véritable grossesse ; et souvent l'on ne peut guère distinguer la tumeur causée par ces différentes incommodités.

Le lait et les mouvemens de l'enfant, qui semblent être les marques les plus assurées de la grossesse, ne le sont pas plus que les autres : on voit des filles qui ont du lait par le manquement de leurs règles, si nous en voulons croire Hippocrate, et d'autres médecins après lui, et des femmes qui n'en ont point qu'elles ne soient accouchées.

Les mouvemens qu'elles sentent dans le ventre peuvent être excités par des vents ou par des humeurs, et les exemples des femmes qui s'y sont trompées ne sont pas rares ; quelques savans médecins même y ont été surpris : Hippocrate, tout docte qu'il étoit, a douté de la grossesse de la sœur de Téménès ; et Avenzoar donna un violent purgatif à sa femme sans la connoître grosse.

Il y a d'ailleurs tant de souplesse parmi le sexe, qu'il faut être bien fin pour n'y être pas surpris, quand il veut nous en imposer; car lorsqu'une femme a dessein de paroître féconde, pour être plus aimée de son mari, ou pour recevoir quelque présent de son amant, il n'y a point de ruses qu'elle n'invente pour paroître grosse. Il en est de la grossesse comme des écritures : on ne peut connoître celles-là véritables, et celles-ci fausses, que par conjectures. Ce ne sont pas les premiers enfans qui ont été supposés après que l'on est demeuré d'accord de la grossesse d'une femme. Lipida fut condamnée pour en avoir usé de la sorte, et il ne se trouve aujourd'hui que trop de femmes qui savent ou feindre leur grossesse ou supposer un enfant.

Après tout cela, on peut conclure que

l'on ne doit jamais affirmer positivement qu'une femme est grosse, puisque tous les signes dont on peut se servir sont incertains; et que la femme même, qui en doit plutôt être le juge que nous, s'y trompe fort souvent.

CHAPITRE IV.

De la Formation de l'homme.

JE me trouve insensiblement engagé, par la suite de la matière que je traite, à parler de quelques questions fort difficiles qu'agitent les théologiens, les philosophes et les médecins.

L'antiquité est trop attachée à la raison pour juger juste ce qu'elle nous a laissé par écrit : la plupart des choses qu'elle a dites sont ou vaines, ou douteuses, ou fausses, par cette raison-là; et pour ne parler ici que de la formation de l'homme, tout ce qu'elle nous a enseigné est très-obscur ou très-imparfait, tellement que nous avons été obligés de mettre, pour ainsi dire, la

main à l'œuvre, afin de découvrir en ce
point les secrets de la nature. Nous ne nous
sommes pas servis des découvertes qui ont
été faites par les autres ; nous avons aussi
pris un grand soin d'en faire sur les animaux
et sur les femmes même, afin de chercher
plus exactement les admirables principes
qui ont servi à nous former.

Nous sommes persuadés que la femme
donne la matière aussi bien que l'homme
pour former l'enfant qu'ils engendrent tous
deux; mais parce que l'on ne sauroit discou-
rir de la formation d'un enfant, sans avoir
auparavant observé avec exactitude les parties qui y travaillent, il m'a semblé à propos d'ajouter ici, à ce que nous avons dit au
chapitre premier de la première partie de
ce livre, beaucoup de choses particulières
que j'ai remarquées dans les parties naturelles de la femme, la connoissance des-
quelles nous servira beaucoup à comprendre
comment la nature agit en nous formant.
Les deux semences de l'homme et de la
femme étant jointes ensemble, il se fait un
enfant par le moyen de l'intelligence, qui
fabrique pour elle-même toutes les parties
dont nous admirons tous les jours les actions

III.   E

et les usages. Mais parce que ce composé
d'âme et de corps ne sauroit vivre sans nourriture, nous parlerons du sang des règles,
et puis nous observerons par dégrés les démarches que fait la nature pour former un
enfant dans les entrailles de sa mère.

ARTICLE PREMIER.

De la Semence de l'homme.

La semence de l'homme est l'écume de
notre meilleur sang, selon Pythagore, et le
doux écoulement de la moëlle de l'épine du
dos, selon Platon; elle est la plus pure et la
plus délicate partie du cerveau, ainsi que
le veut Alcméon, et une substance tirée de
tout notre corps, comme l'estiment Démocrite et Hippocrate. Enfin, si nous en
croyons Epicure, elle est un élixir, un extrait ou abrégé de notre âme et de notre
corps. D'autres philosophes, comme Aristote, se sont imaginés qu'elle étoit un excrément du dernier aliment. En effet, ce
n'est qu'un pur excrément avant la conception et avant que l'intelligence y soit intro-
duite, et l'on ne doit la regarder que comme
le sang que l'on nous tire dans des palettes.

Mais, selon l'idée qu'en a Tertullien, elle est un effet de nos désirs amoureux et un flux de notre lasciveté bouillante.

Sa substance doit être épaisse et gluante, si elle est selon les lois de la nature, afin de conserver plus long-temps l'abondance des esprits et de la chaleur naturelle dont elle est remplie. Elle est ainsi dans les hommes d'un âge médiocre, la chaleur dont ils abondent plus que les autres cuisant cette matière et la perfectionnant pour la rendre féconde. Ce qu'elle a de propre, c'est que la chaleur l'épaissit, et que la froideur la fond et la noircit en même temps. En effet, l'air froid en dissipe les esprits et la rend un cadavre de semence, pour parler ainsi ; au lieu que la chaleur en multiplie les parties subtiles, pourvu qu'elle soit dans un lieu où elle puisse conserver son tempérament.

Son odeur, que l'on peut appeler vireuse, est une marque de sa fécondité, et tous les animaux qui sont en chaleur font exhaler de leur corps une odeur si pénétrante, qu'à peine peut-on demeurer auprès d'eux. Si en ce temps on les tue pour en manger la chair, leur odeur est si désagréable, que j'ai connu des personnes qui étoient obligées de vomir après en avoir goûté.

Si l'on considère exactement la semence
de l'homme, on y trouvera deux sortes de
substances, l'une épaisse et gluante, l'autre
déliée et spiritueuse ; c'est dans cette dernière partie, ainsi que nous l'expliquerons
ci-après, que réside le principe du mouvement, lequel principe est d'une nature
proportionnée à ce qui brille dans les astres.

Cette semence ainsi composée, ne vient
pas seulement des testicules (*ab*) et des petites vessies (*k*) qui la conservent, elle coule
encore de tout le reste de notre corps, ainsi
que l'assure Hippocrate, le plus ancien et
le plus éclairé de nos médecins.

Car si elle ne venoit point de toutes les
parties de notre corps, nous ne nous aper-
cevrions pas d'un épuisement si subit et si
universel, lorsque nous embrassons une
femme. Dans un moment, notre cœur et
notre cerveau ne s'épuiseroient pas d'esprits, tout notre corps ne tomberoit pas
dans un anéantissement que l'on ne sauroit
exprimer.

D'ailleurs nous ne tressaillerions pas de
joie, si tout notre corps ne contribuoit
à cet épanchement, et la volupté ne seroit
pas si excessive, si elle ne dépendoit de toutes
nos parties.

Au reste, s'il est vrai que les esprits de la semence soient faits de la partie la plus subtile du suc nerveux, et que ce suc soit fait du sang de nos artères et de nos veines, je ne vois pas pourquoi on refuse à ces mêmes esprits le caractère des parties d'où ils sortent ; car si les urines nous marquent les différentes dispositions des parties par où elles passent, la semence coulant des parties de tout l'homme portera aussi sans doute avec elle les idées de tout notre corps.

En effet, quelle raison pourrions-nous apporter de la ressemblance des enfans à leur père ou à leur mère, si nous n'étions persuadés de cette vérité ? et comment pourrions-nous nous imaginer qu'une femme naturellement boiteuse fît un enfant boiteux comme elle du même côté, et qu'elle en engendrât d'autres avec de semblables défauts qu'elle a apportés du ventre de sa mère ?

Si l'on veut en attribuer la cause à la force de l'imagination, je n'ai qu'à rapporter ici l'histoire que nous fait Gassendi, d'une petite chienne qui, étant boiteuse, fit des chiens boiteux, pour faire voir en passant que l'imagination n'a point de part dans ces sortes

III.	*

de ressemblances, puisqu'une chienne
l'imagination fort foible, ou n'en a pas d
tout.

ARTICLE II.

*Exacte description des Parties naturelle
et internes de la femme.*

Avant que de parler de la semence de l
femme, et de la manière dont un enfant es
formé dans ses entrailles, j'ai jugé à propo
de faire une description exa   e de ses parties naturelles, et de joindre les observations que j'en ai faites à ce que j'en ai di
en général dans la première partie de c
livre.

Ce qui nous empêche ordinairemen
d'examiner les choses avec diligence, c'es
la pensée où nous sommes que les ancien
n'ont rien ignoré, et qu'il ne reste plus rie
à savoir. Dans cette pensée, l'esprit le plu
prompt et le plus pénétrant se rallentit e
s'émousse, et parce que nous haïssons na
turellement le travail, nous nous conten
tons d'apprendre sans peine ce qu'on nou
dit. Mais il me semble qu'il n'y a poin

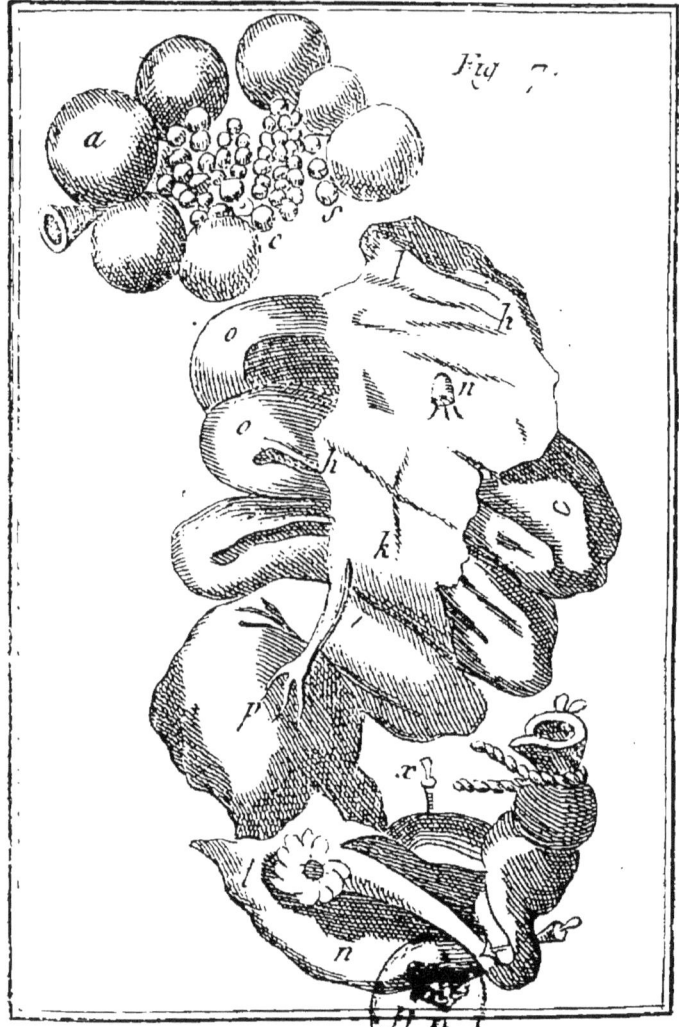

Fig. 7.

d'art qui ne se perfectionne par les expériences que l'on y peut faire. On y doit toujours consulter les sens, afin de nous désa-
buser par-là des faux sentimens que l'on
nous auroit pu donner.

La matrice est une partie principale de
la femme, puisqu'elle lui cause tant de maux
par ses désordres, et qu'elle lui porte tant
de bien par sa bonne disposition. Car, si
l'on fait réflexion aux maladies que souffrent
les femmes par l'incommodité de la matrice, nous demeurons d'accord que toutes
celles qui les affligent viennent plutôt de
cette partie que des autres, ou du moins
qu'elle en soit en quelque façon la cause.
Le corps n'est pas seulement incommodé,
l'âme s'en ressent encore, et la maladie fait
d'aussi funestes impressions sur l'une que
sur l'autre partie. Au contraire, quand la
matrice est en bon état, on ne sauroit dire
quels avantages elle apporte à une femme.
La couleur de son visage est vive, ses yeux
sont brillans et pleins de feu, sa voix est
agréable et charmante, son discours enga-
geant ; en un mot, l'amour lui inspire des
sentimens de douceur et de complaisance.

J'ai dit ailleurs que la matrice n'étoit pas

dans le même état en toutes les femmes.
Elle ne garde ni sa substance, ni sa situation, ni sa grandeur, ni sa figure ordinaires,
quand une femme est grosse. Sa couleur,
son épaisseur et sa superficie interne sont
encore alors tout autres; et si l'on veut se
donner la peine de la disséquer en ce temps-
là, à peine la pourroit-on aisément diviser
en cinq ou six membranes quand elle est
vuide.

Les testicules ne sont ordinairement éloignés de la matrice que de deux travers de
doigt, dans les femmes qui ne sont pas enceintes; mais dans les autres ils touchent
tout-à-fait la matrice (a), et ils sont beaucoup plus longs, plus plats et pleins de semence dans celles-ci que dans les premières.
Plus les femmes approchent du temps de
leur accouchement, plus elles perdent, aussi
bien que la matrice, leur situation et leur
figure naturelles. La matière blanche dont
ils sont abondamment remplis a du rapport
au blanc d'un œuf de poule, ainsi que Bes-
térus témoigne l'avoir souvent trouvé, et
que j'en suis moi-même le témoin; car étant
à Padoue, et disséquant avec le sieur Sini-
baud une fille de vingt ans qui s'étoit pré-

…cipitée dans un puits à cause de sa grossesse, …je trouvai les testicules si pleins de semence, …qu'au premier coup de scalpel la matière …renfermée rejaillit aussitôt contre mon vi-…sage; et m'en étant par hasard tombé sur …les lèvres, j'en goûtai assez pour la trouver …fade, dégoûtante et un peu âcre.

Quatre vaisseaux viennent à droite et à gauche des lieux que nous avons marqués ailleurs (*b*); ils sont entortillés les uns dans les autres, et liés ensemble par la produc-tion du péritoine, qui les renferme en forme d'étui, et descendant ainsi vers la matrice ils se partagent en deux branches, dont l'une, qui est la plus grosse, est distribuée à la matrice (*c*), et l'autre aux testicules (*d*). La première est souvent divisée en trois rameaux, dont le premier est le plus gros et distribué dans le fond de la matrice (*e*), pour y causer les règles dans les femmes qui ne sont pas enceintes, que l'expérience nous a montré dans des matrices renversées, ou pour y porter dans les derniers mois de la grossesse. Le second (*f*) est plus petit, et ne sert qu'à arroser et nourrir la matrice. Enfin, le troisième (*g*) est assez gros; il rampe le long des membranes de la ma-

trice, et va se terminer, par des conduits
capillaires, vers son col, où il se mêle avec
les vaisseaux hypogastriques et iliaques (*h*);
c'est ce vaisseau qui fait les règles dans les
femmes grosses, et qui les décharge de l'a-
bondance de leurs humeurs.

Il n'y a point de parties dans le corps
de la femme où les anatomoses (*i*) et les
communications des vaisseaux paroissent
plus évidemment que dans la matrice : car
on n'a qu'à souffler d'un côté, tous les vaisseaux s'enflent de l'autre, et se remplissent
de vent, si bien qu'après cela on ne peut
douter du mélange des humeurs dans cette
partie.

Presque tous les anatomistes appellent
les vaisseaux dont nous venons de parler
des vaisseaux spermatiques (*c*), ou parce
qu'ils se sont imaginés qu'ils préparoient la
semence, ou que la semence des femmes
n'étoit pas différente de leurs règles; mais
pour moi, qui les ai toujours trouvés pleins
de sang, je les nommerai les vaisseaux sanguins de la matrice.

L'autre branche, qui est distribuée au
testicule (*k*), est divisée en deux rameaux,
ainsi que je l'ai observé par un microscope.

L'un entre dans l'une des extrémités du testicule (*l*) avec un tel artifice, que l'artère et le nerf (*m*) se divisent en mille petits conduits, et filtrent leur humeur dans sa cavité; l'autre se perdant dans le ligament large (*t*) qui lui sert d'appui porte sans doute à la *tuba* (*x*) des humeurs propres à faire et entretenir les boules où se forment les enfans.

Ce que j'ai observé de particulier, c'est que les vaisseaux spermatiques (*u*) qui coulent en abondance dans le ligament large (*t*), entre le testicule (*o*) et la *tuba* (*p*), et que l'on peut nommer vaisseaux nerveux, parce qu'on ne les aperçoit presque point (*u*), ont un, deux ou trois troncs que j'ai aperçus, dans quelques femmes, toucher les cornes de la matrice, comme si l'humeur venant des testicules, par des vaisseaux capillaires, étoit portée par plusieurs troncs pour être communiquée aux cornes de la matrice.

Les cornes de la matrice que l'on appelle la *tuba* (*p*) ou la *trompe de Faloppe*, ont du rapport aux vésicules séminaires (des hommes; car elles conservent la semence des femmes. Ces cornes sortent de chaque côté de la matrice, vers son fond (*q*), elles

sont de la longueur de sept pouces ou environ, et de la grosseur à-peu-près d'un pouce
dans les femmes grosses; mais dans les jeunes,
filles ou dans les vieilles femmes elles sont
fort petites et ne ressemblent qu'à un ligament. Du côté de la matrice, elles sont
grèles, dures et blanches (q); et puis deve-
nant plus rouges et plus larges à mesure
qu'elles s'en éloignent, elles forment à
l'autre extrémité ce que nous appelons la
frange de la trompe (r). Ces conduits que
j'ai trouvés s'avancer dans le ventre, au-
dessous des testicules, sont plus pressés en
quelques lieux qu'en d'autres, si bien que
chacun forme trois ou quatre petites cellules qui pourroient être la cause de plusieurs enfans qu'une femme peut faire en
une seule fois.

La frange (r) est faite de petites fibres entrelacées les unes dans les autres, et em-
barassées d'une humeur gluante, principalement quand une femme est grosse. Ces
fibres, qui ressemblent à de petits nerfs,
empêchent sans doute que la semence ne
sorte plus souvent qu'elle ne fait par l'ouverture de la frange, ou plutôt elles y préparent l'air lorsque l'enfant commence à y

être formé, quoiqu'il ne respire pas : tout de même que la luette et l'épiglotte le préparent pour le poumon : car cet élément est un corps qui pénètre tout, et qui même se fait passage dans les matières les plus pressantes et les plus solides. C'est peut-être pour cela que l'on a nommé ces tuyaux la *soupape* ou le *soupirail* de la matrice.

Une femme n'a pas plutôt conçu, que l'on observe en ce temps-là, plus qu'en tout autre, une élévation à l'ouverture de ses vaisseaux dans la matrice; et j'y ai souvent rencontré comme une petite peau charnue, que l'on pourroit appeler valvule (*l*), qui défendoit l'entrée et permettoit la sortie aux humeurs qui se rencontroient dans les cornes de la matrice.

Ces cornes (*p*), que l'on peut nommer vaisseaux ou conduits éjaculatoires, sont remplies d'une matière qui ressemble à du petit lait un peu épais ; elle se trouve souvent en si grande abondance dans les femmes qui aiment éperduement, qu'elle sort des deux côtés quand elle est agitée, c'est-à-dire par la frange, pour causer les accidens qui arrivent aux femmes incommodées de vapeurs, et par l'ouverture de la matrice,

III.   F

pour faire les pollutions que souffrent souvent les plus amoureuses.

J'ai souvent observé dans les chiennes pleines ce qu'Harvée a remarquée dans les biches, que les cornes de la matrice avoient un mouvement semblable à-peu-près à celui de nos boyaux, et je ne doute point que celles des femmes n'en aient aussi pour se décharger de l'enfant qui commence à se former, et pour se défendre encore d'une abondance de semence corrompue ; si bien que, pour les affermir contre la violence de mouvemens qu'elles sont contraintes de faire quelquefois, la nature les a fortifiées par un fort ligament qui va d'un bout à l'autre. Car ce sont ces cornes, avec les testicules, et non le corps de la matrice, que l'on sent souvent avec tant de violence dans quelques femmes hystériques.

ARTICLE III.

De la Semence de la femme.

Sɪ Aristote et ses sectateurs ne s'étoient pas acquis, pendant plusieurs siècles, une grande réputation, je me persuade qu'il me seroit aisé présentement de prouver que les femmes ont de la semence qui contribue en partie à la génération : car il n'y auroit qu'à examiner sans préoccupation l'action et l'usage des parties que je viens de décrire, pour être convaincu que le sentiment où je suis est le plus vraisemblable ; mais avant que de l'établir dans toute sa force, voyons en peu de mots si les adversaires ont quelque solidité.

I. Si les femmes, disent-ils, avoient de la semence, elles n'auroient point de règles, puisque l'une et l'autre matière peut suffire à former un enfant ; mais parce que nous sommes assurés, ajoutent-ils, qu'elles ont des règles, et qu'elles n'engendrent jamais sans en avoir, on doit conclure qu'elles n'ont point de semence.

II. D'ailleurs, si les femmes avoient de

la semence, il s'ensuivroit qu'elles auroient
un principe d'action, par lequel un enfant
pourroit se former dans leurs entrailles sans
la participation d'un homme, leur semence
agissant sur les règles. Mais parce que nous
n'avons point d'exemple de cela, on doit
aussi avouer qu'elles n'ont point de semence.

III. Au reste, il n'y auroit jamais de conception sans volupté, si les femmes avoient
de la semence : mais, disent-ils, parce que
nous sommes certains, de l'aveu même des
femmes, qu'elles sont quelquefois devenues
grosses sans avoir été touchées du moindre
contentement, nous devons croire qu'elles
n'ont point de semence; si elles en avoient,
elles seroient alors sans doute averties de
son écoulement par quelques petites voluptés.

IV. Ils disent encore, que si les femmes
ont de la semence, au moins n'est-elle pas
féconde, et ne peut servir en aucune manière à la génération; que ce n'est qu'une
humidité superflue, pour arroser leurs parties naturelles, et pour les irriter quand il
faut se joindre amoureusement; et que,
comme les eunuques ont une espèce de sé-
mence qui n'a aucune vertu, les femmes ont

aussi une matière qui n'a point de force à former un enfant.

V. Les femmes sont semblables aux enfans et aux eunuques dans la voix, dans le poil, dans l'habitude du corps et dans la passion de l'âme : elles n'ont donc pas plus de semence qu'eux.

Mais, 1° l'expérience nous fait voir qu'il en est tout autrement, et la raison n'y est pas contraire ; car la semence des femmes est bien différente de leurs règles : l'une est blanche, et les autres sont rouges ; celle-là sort en petite quantité, et ne s'écoule point ordinairement sans quelque plaisir ; celles-ci s'épanchent le plus souvent en abondance ; et bien loin de les rendre joyeuses elles en deviennent tristes et abattues. Après tout, la forte imagination peut contribuer à l'écoulement de la semence ; mais, quelque vive que soit cette faculté de l'âme, elle ne sauroit avancer ni retarder les règles d'un seul jour ; et ainsi les femmes ont de la semence et des règles tout ensemble, puisqu'elles ont diverses passions qui en sont des marques évidentes, la première matière servant à engendrer, et la seconde à nourrir en partie les enfans qu'elles font.

II.

2°. Le raisonnement de ces philosophes, sur la formation de l'homme, est si éloigné de la vérité, que je ne m'étonne pas si leurs raisons sont si foibles : ils persuadent que le sang des règles sert d'abord à nous former, et l'expérience nous fait voir tout le contraire ; savoir, que nous sommes plusieurs mois dans le sein de nos mères sans en avoir besoin. Sur ce faux principe ils établissent des raisonnemens qui se détruisent d'eux-mêmes ; car la semence ne pouvant rien faire elle seule, et n'étant qu'une cause partielle, il est impossible qu'elle soit la cause totale et active de la génération.

III. J'avoue que le plaisir n'accompagne pas toujours la conception, et je ne saurois croire que ce soit le seul écoulement de la semence des femmes qui leur cause des contentemens. Le chatouillement qu'elles ressentent des parties de l'homme et de la forte imagination qu'elles ont dans le combat amoureux en sont la principale cause, si bien que je ne m'étonne pas s'il y en a quelques-uns qui, n'ayant pas la liberté de l'imagination et du chatouillement, ont engendré sans plaisir.

IV. Après tout, si les femmes n'ont pas de semence propre à engendrer, comment les enfans ressemblent-ils si parfaitement à leur mère dans les qualités du corps, dans les passions de l'âme, et dans les maladies auxquelles elles sont sujettes? et que dira-t-on du mélange de différentes bêtes, comme d'un cheval et d'une ânesse qui font un mulet, si la femelle, par sa semence, ne contribue en rien à la génération?

Mais pour prouver encore davantage ce que nous venons de dire, on m'avouera que la nature ne fait rien en vain, et qu'il ne falloit pas un si grand appareil de vaisseaux spermatiques, de testicules, de cornes, etc. si toutes ces parties n'étoient faites que pour humecter la matrice. Elles ont assurément un autre office que celui que les Péripatéticiens leur donnent; elles servent à faire de la semence pour former les hommes; et quoique la semence des femmes ne soit pas si cuite que celle des hommes, elle ne laisse pourtant pas d'être de la semence, comme du sang est du sang, bien qu'il soit moins digéré que le nôtre.

On sait à quelles maladies quelques femmes sont sujettes quand elles demeurent

vierges ou veuves, ou quand elles ne sont
pas assez caressées de leurs maris; et l'on
sait aussi quel remède est le plus prompt et
le plus efficace pour les guérir. Si la semence
qui est retenue dans les cornes de la matrice
est employée à former un enfant, toutes les
fâcheuses incommodités dont elles étoient
auparavant tourmentées cessent dans un
moment, et la cause maternelle de leurs
maux, servant à d'autres meilleurs usages,
elles jouissent ensuite d'une parfaite santé.

Mais encore, si j'osois faire comparaison entre les oiseaux femelles et les femmes,
je pourrois dire que, puisqu'ils ont de la
semence qui contribue à former leurs petits, les femmes en ont aussi qui sert à la
génération ; car quel usage auroient les testicules des femmes qui la fabriquent ? et
l'expérience ne nous fait-elle pas connoître
que les bêtes femelles châtrées ne souffrent
pas l'approche de leurs mâles ? Nous re-
marquons deux sortes de substances dans un
œuf de poule : le poulet se forme du blanc,
qui est la semence de la poule, et s'en nourrit dans les premiers jours de sa formation,
et dans les derniers il se nourrit du jaune,
qui vient du plus pur sang de la poule; si

bien que le blanc de l'œuf ayant du rapport J. la semence de la femme, on peut dire que ra génération se fait dans la femme comme dans les œufs, et qu'elle contribue à la formation d'un enfant en donnant de la semence de son côté, aussi bien que les femelles des oiseaux. Que dira-t-on des poules châtrées, à qui on a arraché l'ovaire, comme de réceptacle de leur semence, pour les rendre stériles, grosses et tendres?

Enfin, s'il m'est permis de me servir de l'Écriture sainte dans cette occasion, je pourrai conclure que la femme a de la semence qui contribue à la génération, puisque Dieu, menaçant les hommes, leur dit, par l'organe de Moïse, qu'*il mettra une haine irréconciliable entre la semence de la femme et la semence du serpent*, en parlant de la postérité de l'un et de l'autre.

ARTICLE IV.

De l'Ame et de l'Homme.

Nous sommes persuadés de l'existence de beaucoup de choses, bien que nous n'en connoissions pas les qualités. Nous demeurons tous d'accord que nous avons une âme, sous l'empire de laquelle nous vivons; mais nous ignorons ce que c'est que cette âme qui nous fait agir, et qui nous empêche quand il lui plaît : nous ignorons encore quel est en nous le lieu de sa résidence. Cette âme, qui connoît tout, ne se connoît pas elle-même: elle est comme un œil qui découvre tou. les objets, mais qui ne se voit point, et qui ne sait de quelles parties il est composé.

Cette difficulté que nous avons à comprendre la nature de l'âme est une preuve évidente qu'elle est faite à l'image d'un Dieu, qui ne peut être compris lui-même. Cependant, si nous pouvons espérer d'en avoir quelque connoissance, il ne faut point nous donner la peine d'interroger les philosophes sur cette matière : ils en ont trop dit pour dire vrai. Leur inclination naturelle et les diverses passions de leur âme les ont fait souvent tomber dans l'erreur, parce que ces deux choses ne les ont pas tant portés à examiner notre âme avec soin, qu'à en juger avec préoccupation.

Car l'inclination qu'ils ont eue pour la grandeur, l'élévation et l'indépendance, les a engagés insensiblement dans une fausse

rudition, où ils ont vu des choses vaines
t inutiles qui ont flatté leur orgueil secret,
n les faisant admirer de tout le monde.
Les passions les ont fait sortir hors d'eux-
mêmes pour leur représenter les choses,
on pas selon qu'elles étoient en elles-mêmes
our en former des jugemens de vérité, mais
elon le rapport qu'elles avoient avec eux
our flatter leur inclination et celle de ceux
qui ils étoient unis ou par nature ou par
olonté. Car l'union naturelle que l'on a avec
eux qui sont autour de nous, par la ressem-
lance du tempérament, de la profession et
e la fausse religion où l'on a été élevé, est
ouvent la cause de beaucoup d'erreurs où
'on tombe tous les jours.

Nous les communiquons ensuite à d'au-
res, parce qu'on nous les a communiquées,
t que nous en sommes persuadés, parce
que nous ne les avons pas considérées avec
ssez d'attention, et que nous n'avons pas
té assez désintéressés pour en bien juger.
L'amour des choses nouvelles et extraordinaires nous préoccupe souvent en faveur de
e que nous prenons pour des vérités ca-
chées; et j'avoue sincèrement que tout ce
qui porte le caractère de l'infini, comme

l'âme, est capable de troubler l'imagination
et de nous séduire, à moins que d'avoir des
principes infaillibles qui nous puissent conduire dans toutes les difficultés qui se pré-
sentent sur cette matière.

Car quelle apparence de juger lequel des
sentimens est le plus véritable, touchant la
nature et l'origine de l'âme, dans les livres
de ceux qui en ont écrit? Mais sans m'arrêter ici aux philosophes païens, je dirai
que plusieurs chrétiens ont cru que l'âme
de l'homme étoit une substance corporelle,
et par conséquent périssable, faite d'air ou
de feu, ainsi que l'a décidé quelque concile,
contre les païens qui la croyoient incorporelle, et par conséquent immortelle, comme
ont été Démocrite, les Epicuriens et les
Stoïciens.

D'autres chrétiens ont soutenu le contraire, et ont dit, avec les derniers conciles,
qu'elle étoit incorporelle, et par conséquent
exempte de tous les accidens qui arrivent
au corps. Quelques-uns ont enseigné que, selon la langue de l'Ecriture, elle étoit le sang
de nos veines, puisque l'âme nous quittoit
quand nous en perdions beaucoup. D'autres,
comme les Manichéens, ont dit qu'elle étoit

une portion de la lumière céleste ; et les So-
ciniens de notre temps ont publié qu'elle
étoit un vent délié et subtil.

Enfin, il y a tant d'opinions sur la nature
de l'âme dans les livres des chrétiens et des
païens, qu'il n'y a que Dieu seul qui sache
laquelle est la plus véritable, et c'est même
une grande question de savoir celle qui a le
plus de vraisemblance.

Cependant nous nous flattons de savoir
que l'âme est ce qui nous fait vivre, sentir,
mouvoir, comprendre, qu'elle est une substance qui en occupe une autre dans toutes
ses parties, et qu'elle n'occupe point de lieu
comme un corps, puisqu'elle est indivisible,
selon le sentiment même de quelques philosophes païens ; mais qu'elle a seulement
une étendue de vie, pour me servir de l'expression de saint Augustin ; qu'elle n'est jamais dans le repos, et que le mouvement
lui est quelque chose de si naturel, qu'il en
est inséparable ; si bien qu'il ne faut pas s'é-
tonner si elle est incessamment dans l'agitation, puisqu'elle prend son origine dans
l'esprit céleste qui l'a créée, et qui est d'une
nature à ne demeurer jamais dans l'oisiveté.
Enfin, comme les plaisirs du mariage sont

III.   G

si excessifs, et qu'ils touchent si vivement
notre corps et notre âme, il faut que ce soit
quelque chose d'immatériel qui sème tant
de plaisir en nous.

Son origine est aussi contestée que sa nature : les uns ont cru qu'elle sortoit de Dieu,
qu'elle étoit une partie de sa substance et
une étincelle de sa divinité ; les autres,
qu'elle étoit une partie du soleil et de l'âme
du monde, laquelle étant partagée entre
toutes les choses animées, ceux des hommes
qui en avoient le plus étoient aussi le plus
spirituels. Il y en a qui se sont imaginé que
toutes les âmes avoient été conservées au
ciel, pour être ensuite distribuées aux corps
qui en avoient besoin ; d'autres, qu'elles
étoient créées et placées dans le corps d'un
enfant au moment que la conception se faisoit, ou après que l'embryon avoit toutes
les parties accomplies et disposées à le recevoir ; d'autres, qu'elle venoit de l'âme de
nos pères, par le moyen de la semence ;
enfin il y a sur cette matière des pensées si
ridicules, que je perdrois le temps si je les
voulois toutes rapporter ici.

Pour moi, après avoir examiné tout ce
que l'on peut dire de la nature et de l'ori-

me de l'âme, je prends Dieu à témoin, pour
e servir de l'expression de saint Jérôme,
ue je ne vois rien qui me puisse satisfaire
r cela. En effet, c'est une partie de la
gesse humaine que d'avouer sincèrement
u'il y a quelque chose que nous ne savons
as.

Mais, quoi qu'il en soit, s'il faut considé-
er l'homme tel qu'il est, nous le devons
onsidérer composé de quatre sortes de
bstances différentes.

L'entendement ou l'intelligence, si l'on
eut, en est comme le maître, étant une
artie indépendante et immatérielle : c'est
li qui nous vient de dehors, et qui n'est
as, comme les autres parties, attaché à
matière ; il est envoyé dans le corps de
enfant qui commence à se former dans les
ancs de sa mère, comme un ange ou un
remier moteur qui va bâtir un domicile
our sa demeure, selon le sentiment de Ter-
illien, et qui rendra compte un jour de
es bonnes ou de ses mauvaises actions.

Le corps est comme l'esclave ; il souffre
outes les incommodités auxquelles nous
ommes sujets, et obéit en qualité d'infé-

rieur aux lois que lui impose cette partie supérieure de nous-mêmes.

L'entendement et le corps de l'homme sont deux substances si éloignées l'une de l'autre, qu'il est impossible qu'elles se puissent joindre sans un lien qui les assemble. Il a donc fallu quelque chose qui participât, en quelque façon, des deux extrémités pour les lier l'une à l'autre : l'âme et les esprits sont ce merveilleux lien qui joint l'entendement au corps de l'homme.

L'âme est une substance pure, et comme un élixir de tous nos esprits. Les esprits sont engendrés de la plus pure portion de notre sang; ils sont très-purs, très-clairs, et avec cela très-prompts à se mouvoir aux moindres ordres de notre entendement. Le cœur est la partie qui en fabrique la matière, le cerveau la perfectionne, et les nerfs conservent les esprits, et les portent enfin par tout notre corps.

Puisque l'âme et les esprits lient l'entendement avec le corps, l'âme sert aussi de lien pour unir l'entendement aux esprits, et les esprits unissent l'âme et le corps, si bien que, selon ce sentiment, l'âme approche davantage de la substance de l'entendement, s'il m'est permis de parler de la sorte, et les esprits de la substance du corps.

Ainsi, l'entendement et l'âme sont quelque chose de fort différent dans l'homme; aussi remarquons-nous que tous les peuples ont divers termes pour les désigner quand ils en parlent à dessein. En effet, il semble que ce qui nous fait vivre soit autre chose que ce qui nous fait penser, selon la réflexion de Lactance; car l'âme est assoupie dans ceux qui dorment, lorsque l'entendement se fait connoître par les fonctions, au lieu que dans les fous l'entendement est comme éteint, lorsque l'âme ne laisse pas de bien agir. L'entendement et l'âme sont donc différens l'un de l'autre, s'il le faut dire une seconde fois, puisque le premier vient de Dieu, et que l'autre est communiqué par le moyen de la semence de nos pères.

Peut-être que le sentiment dans lequel nous sommes, que la semence est animée, pourroit paroître étrange, si nous n'apportions de bonnes raisons pour en faire valoir la vérité.

S'il est vrai que les esprits sont des parties qui nous composent, comme l'enseigne

III.

Hippocrate, et que nos parties soient animées, selon le sentiment de tout le monde,
il n'y a pas, ce me semble, lieu de douter
que la semence ne soit animée, puisqu'elle
n'est presque toute qu'esprit.

D'ailleurs, si la semence des plantes a un
principe de mouvement qui les fait germer,
qui est-ce qui niera que la semence de
l'homme n'en a pas un qui l'anime, et qui
la fait agir? On l'appellera si l'on veut, selon
le sentiment d'Aristote, une partie de l'animal, puisqu'elle est la principale cause de
son mouvement, et c'est là ce qui est le
propre de l'âme.

D'autre part, nous nous apercevons,
dans les plaisirs que nous prenons avec les
femmes, qu'il sort quelque chose de notre
âme qui nous fait tressaillir de joie; puis
nous demeurons languissans et abattus, nos
yeux s'affoiblissent, et nous sentons que
notre âme pâtit. Ce qui nous fait croire que
l'âme, renfermée dans la semence, est une
distillation de notre âme, commé la' matière de cette même semence est un extrait
et un élixir de notre corps.

Car, qui pourroit s'imaginer que la nature pût passer d'un lieu à un autre par un

milieu qui ne participât point des deux extrémités, et que le père étant animé aussi
bien que le fils, pût produire ce même fils,
sans que la semence du premier, qui a servi
de milieu à ces deux personnes, fût elle-
même animée?

Au reste, d'où vient l'amour déréglé d'un
jeune homme qui ressemble si fort à son
père dans cette passion de l'âme? d'où lui
vient encore cette ambition extraordinaire
qui est si naturelle à sa mère, si ces deux
passions qui le dominent ne coulent de l'âme
de l'un et de l'autre?

En effet, l'expérience nous apprend que
les bêtes même de différentes espèces en
produisent une troisième qui a un instinct
mêlé, et que s'il y a de la variété dans son
corps, il n'y en a pas moins dans son âme,
par le mélange des deux matières et des
deux âmes de la semence de ces animaux.

Nous savons encore, par la même expérience, que tout ce qui est au monde produit
son semblable, et je ne vois pas pourquoi,
entre toutes les choses animées, les hommes
seroient privés de cet avantage.

En un mot, si nous voulions suivre la pensée de Sénéque, « la semence a une âme

» qui est le principe de l'homme à venir;
» elle en conserve toute l'idée dans sa ma-
» tière; elle y cache déjà de la barbe et des
» cheveux blancs ; enfin , l'enfant qui n'est
» pas encore formé est néanmoins enseveli
» tout entier dans la semence. Les traits
» de son corps y sont déjà marqués , et l'on
» peut dire que cette semence contient tout
» ensemble un enfant , un homme et un
» vieillard. »

C'est sur cela qu'Ovide reprochoit à Pon-
ticus sa mauvaise coutume de perdre un
homme avec ses doigts. En effet, il n'est
pas permis par la loi de se polluer, parce
que, selon la pensée de Tertullien, c'est un
homicide prématuré que d'empêcher ainsi
un homme de naître ; et les jurisconsultes
veulent que l'on punisse un homme de mort,
ou de grosse amende pécuniaire, s'il fait faire
de fausses couches à une femme dans quelque
temps que ce soit de sa grossesse.

Nous pouvons donc conclure que la semence de l'homme et de la femme est animée ; mais qu'elle est animée seulement en
puissance, c'est-à-dire, comme l'explique
Pomponace, qu'il ne manque que les organes
nécessaires pour produire ses actions. Mais

après que la semence des deux sexes est mêlée l'une avec l'autre, les organes de ses
mouvemens, qui étoient auparavant ens;-
lis dans sa matière, s'en dégageant enfin,
se manifestent par leurs mouvemens sensibles; si bien que, dans la conception, la
semence cesse d'être ce qu'elle étoit auparavant, et devient ce qu'elle n'étoit pas,
c'est-à-dire que l'âme de la semence nous
donne alors des marques de sa présence, au
lieu qu'avant cela elle étoit comme ense-
velie dans l'embarras de la matière.

La semence est comme un architecte,
pour me servir de la comparaison d'Aristote, qui conserve dans sa mémoire le des-
sin d'un édifice qu'il veut construire, et
lorsqu'il trouve l'occasion de le faire il en
fait un matériel qui a toutes les mesures et
les dimensions pareilles à celui dont il s'é-
toit auparavant formé l'idée.

Tout ce que l'on pourroit dire contre ces
principes, selon la pensée de Sennert, ne seroit qu'une injure que nous ferions à Dieu
par notre propre ignorance; car si Dieu a
commandé à la nature, qui n'est qu'un ordre
secret de sa providence, par lequel toutes
choses sont ce qu'elles sont et font ce qu'elles

doiveut faire ; s'il lui a, dis-je, commandé
de faire croître et multiplier toutes choses,
en produisant chacun son semblable, je ne
sais pourquoi ce commandement ne tomberoit que sur ce qui n'est pas raisonnable.

ARTICLE V.

Du Sang des règles.

LA nature ne s'est pas contentée de faire
naître dans les hommes et dans les femmes
de la matière propre à engendrer des enfans,
elle a encore ordonné aux femmes de produire de quoi les entretenir après les avoir
conçus, et de quoi les nourrir quand ils sont
nés. Le sang des règles, qui coule si régulliè-
rement tous les mois dans les femmes saines
et qui ne sont ni enceintes ni trop vieilles,
est semblable au sang d'une victime que l'on
vient d'égorger ; aussi est-il une portion du
sang de leurs artères. Il est vrai qu'elles se
déchargent quelquefois par-là de toutes les
impuretés dont leur corps est rempli ; et
c'est alors ce qui fait paroître ce sang impur
et corrompu.

Bien que nous observions, quoique rarement , dans quelques arbres des fruits sans fleurs, que quelques femmes soient devenues grosses sans avoir leurs règles , comme Hippocrate le rapporte de la femme de Gorgias , cependant les fleurs des femmes devancent presque toujours la conception . et sont le plus souvent un signe de fécondité.

Ce sang est pour l'ordinaire un sang superflu par son abondance ; la cause de ses épanchemens périodiques semble être quelque chose de fort caché , puisqu'il se trouve dans les écrits des médecins tant de différentes opinions sur ce sujet.

1. Les uns disent que l'oisiveté , la bonne chère , et le tempérament froid et humide des femmes ne contribuent pas peu à les faire ce qu'elles sont : elles ne dissipent pas tout le sang qu'elles engendrent ; ce qui reste tous les jours de superflu après qu'elles se sont nourries , faisant peu à peu une plénitude considérable dans la masse de leur sang, vient enfin à un tel degré d'abondance, qu'au bout d'un mois ou environ la nature en étant comme accablée, les femmes s'en déchargent par les lieux destinés à cette évacuation.

2. Les autres croient que ce qui cause les

'fleurs aux femmes n'est pas seulement l'a-
bondance du sang, mais une qualité souvent manifeste, et quelquefois cachée; si
bien que les règles des femmes, ajoutent-
ils, étant âcres, pénétrantes, corrosives et
malignes, il n'y a pas lieu de douter qu'elles
ne puissent ouvrir de temps en temps les
vaisseaux de la matrice pour se faire passage, et pour délivrer ainsi les femmes des
maux où elles tomberoient par la demeure
de ce sang tout-à-fait ennemi de la nature;
d'où vient qu'il y en a eu qui s'en sont dé-
chargées par différentes parties de leurs
corps, la nature ne pouvant souffrir cet excrément parmi ses liqueurs les plus pures.

Il ne faut pas douter, ajoutent-ils, de la
mauvaise qualité des règles, si l'on considère avec quels chagrins les femmes s'en
déchargent, quelles foiblesses elles en ressentent, et quelle mauvaise couleur elles
ont lorsqu'elles en sont incommodées; et
si l'on observe que les femmes qui sont en
cet état font mourir par leur toucher une
vigne qui pousse, qu'elles font aigrir le vin,
et rouiller le fer et l'acier, qu'elles procu-
rent de fausses couches à une femme grosse,
qu'elles en rendent une autre stérile, qu'elles

obscurcissent la glace et l'éclat d'un miroir ou d'un ivoire poli, qu'elles font enrager un chien, et rendent un homme fou, si l'un ou l'autre goûtent de ce sang; enfin, qu'elles causent encore beaucoup d'autres accidens, on peut dire que la mauvaise qualité des règles est cause de leur écoulement périodique.

3. Les autres attribuent le flux des règles à des causes supérieures, et se persuadent que la lune est la maîtresse des mouvemens que nous y observons; car ils ont remarqué que la mer s'enfloit davantage, que les os des animaux étoient plus pleins de moëlle, que les arbres avoient plus de sève, et que les femmes souffroient aussi plutôt l'épanchement de leurs humeurs au renouveau ou au plein qu'en tout autre temps : si bien que, comme la lune a beaucoup d'empire sur les choses humides, les femmes étant d'un tempérament froid et humide, propre par conséquent à souffrir les impressions de cet astre, ils ne doutent pas aussi qu'il ne leur fasse ressentir les effets de sa vertu.

4. Enfin, d'autres pensent qu'il y a quelque chose de caché et d'inconnu dans la cause des règles, et que c'est plutôt la loi

III. H

de la nature qu'aucune autre cause qui en
a imposé aux femmes la nécessité et incommodité tout ensemble : car ils ont remarqué qu'il y a des femmes aussi chaudes
et sèches que des hommes ; qu'il s'en trouve
qui travaillent et qui ne font guère bonne
chère, et qui néanmoins font toutes assez
connoître qu'elles sont fécondes. Le sang des
règles n'est pas si mauvais qu'on se le persuade, pourvu que les femmes soient saines,
puisqu'il sert de nourriture à l'enfant qu'elles
portent dans leurs entrailles, et qu'elles le
nourrissent ensuite du lait de leurs mamelles.

La lune n'est pas toujours la maîtresse
des règles ; elles coulent aussi bien au dernier quartier qu'au nouveau ou au plein ;
si bien qu'après tout ils se sentent obligés
de croire que Dieu, ou plutôt la nature,
par ses ordres qui nous sont inconnus, communique aux femmes une nécessité secrète
de se purger tous les mois.

Mais toutes ces opinions différentes ne
satisfont pas ceux qui veulent pénétrer dans
les secrets de la nature : elles ont toutes des
difficultés insurmontables ; et, à dire le vrai,
pas une ne me plaît. Il faut donc chercher

quelqu'autre cause du mouvement des règles dans une fille de quinze ans, qui continue à se purger régulièrement pendant une partie de sa vie.

Si j'établis bien ce que je pense, que le flux des règles n'est causé que par une fermentation que fait la semence de cette fille sur toute la masse de son sang, je me persuade d'avoir trouvé la plus véritable cause des épanchemens périodiques.

Pour éclaircir cette difficulté, on doit savoir que le sang a une très-grande disposition à se fermenter, tantôt suivant les ordres de la nature, tantôt contre ses légitimes décrets. Nous l'éprouvons tous les jours de la première façon, par le mouvement de notre cœur et le battemement de nos artères, et nous n'avons que trop d'expériences de la seconde dans nos fièvres intermittentes ou continues.

Le levain naturel du cœur et des autres viscères, selon le sentiment de quelques-uns, agite le sang continuellement par des ébullitions agréables; la pituite dépravée le fait tous les jours d'une manière fâcheuse; la bile de deux jours l'un; la bile noire le troisième jour; et enfin la semence de la femme ne le fait fermenter qu'au bout de vingt-sept ou trente jours.

Cette semence, ainsi que nous l'avons dit ailleurs, étant une saveur insipide et tant soit peu âcre, ce qui se connoît même par son odeur désagréable, fait, par toutes ces qualités, bouillonner le sang qui sort tous les mois de ses vaisseaux.

Examinons cette matière de plus près, et voyons comment la semence d'une jeune fille peut se communiquer à toute la masse de son sang, pour le faire enfler et fermenter, quand ses premières règles sont prêtes à paroître.

Nous savons, par la description exacte que nous avons faite des vaisseaux de la matrice, que ceux que nous avons nommés sanguins, descendant des parties supérieures, se divisent en deux rameaux ; que l'un d'eux va aux testicules et à la trompe, et l'autre à la matrice. Le premier est composé, ainsi que celui-ci, d'un artère, d'une veine, d'une nerf et d'un vaisseau lymphatique. L'artère et le nerf portent au testicule la matière à faire de la semence ; la veine et le vaisseau lymphatique rapportent en haut le résidu des liqueurs que le testicule et les trompes

n'ont pas trouvées propres pour nourrir leur
substance, et pour servir à leur usage; si
bien que cette matière infectée, pour ainsi
dire, d'une vapeur subtile et séminaire du
testicule et des trompes, remontant en haut,
se mêle parmi le sang ou dans la veine cave
descendante, ou dans l une des émulgentes,
pour communiquer d'un côté et d'autre à
toute la masse du sang, les esprits et la
matière vireuse qui a été puisée dans le testicule et dans les trompes.

C'est ce qui fait aussi la bonne grâce des
femmes et des filles, leur enjouement, leur
vigueur et leur hardiesse; car, pour parler
de cette sorte, les vapeurs sulfurées et spiritueuses de la semence, se mêlant parmi
le sang, leur sert comme de levain, qui
d'un côté cause leurs règles, et d'un autre
fait ce que nous trouvons d'agréable et d'en-
geagant dans les femmes.

La matière qui revient des testicules et
des trompes est ensuite portée dans tout le
corps, par le mouvement du cœur et des
artères; elle arrose avec le sang toutes les
parties, qui deviennent ensuite plus échauf-
fées et plus pleines d'esprits; si bien que
cette jeune fille, à l'âge de quinze ans, qui

est le temps où ses testicules commencent
à avoir de la force pour répandre leurs vapeurs par tout son corps, devient plus active et plus amoureuse qu'elle ne l'étoit auparavant : elle se sent en état d'attendre un
homme de pied ferme ; elle l'iroit attaquer
amoureusement, si la pudeur et la bien-
séance ne l'en empêchoient. C'est alors que
la nature, qui n'est jamais dans l'oisiveté,
la dispose à la propagation du genre humain ; elle échauffe ses parties naturelles,
et y conduit incessamment de la matière
et des humeurs pour perpétuer son espèce.

Cette matière séminaire, qui se mêle
ainsi tous les jours peu à peu parmi son
sang, dispose cette dernière humeur à la
fermentation, jusqu'à ce qu'une suffisante
quantité de vapeurs spermatiques y étant
mêlée, l'ébullition soit parfaite et accom-
plie, de sorte que le sang puisse sortir des
vaisseaux que la nature a préparés pour servir à cette évacuation. Le vin bouillant dans
un tonneau fermé se fait passage à travers
ses petites fentes, et évacue une suffisante
quantité de moût pour rendre le calme au
reste, ainsi le sang qui bouillonne par le
levain dont nous venons de parler se fait

des ouvertures par les extrêmités des vaisseaux de la matrice, et après que, pour
l'ordinaire, le plus mauvais s'est épanché,
celui qui reste demeure en repos jusqu'à ce
que, dans un mois ou environ, il y ait encore une nouvelle matière qui le trouble et
qui le fasse sortir : car, si nous faisions réflexion aux qualités de la semence de la
femme, nous demeurerions d'accord que
ce levain n'a point de force pour causer de
plus prompts mouvemens.

Si le sang est dans un juste tempérament,
comme il arrive dans les femmes qui se portent bien, la fermentation s'achève promptement, et l'évacuation de leurs règles finit
à-peu-près dans trois ou quatre jours ; mais
si le sang est plein d'excrémens, de crudités
ou de pituite, quelle apparence y a-t-il qu'il
s'échauffe et qu'il se fermente avec tant de
promptitude ? Sa fermentation dure alors
plusieurs jours, et son épanchement ne se
fait qu'avec douleur. Ce sang est comme du
moût qui a été depuis peu exprimé de quelques grappes de raisins : on a beau l'appro-
cher du feu, il ne s'enflamme point ; et s'il
s'échauffe un peu, ce n'est qu'avec peine.
Au contraire, si le sang contient des ma-

tières bilieuses et soufrées, la fermentation
s'en fera plus promptement, et la femme
qui en sera incommodée ne manquera pas
d'être attaquée de douleurs de tête, de flancs
et de ses parties naturelles, qui seront quelquefois enflées par l'âcreté de l'humeur qui
en sort. Ce sont les accidens que causent les
règles dans une femme malsaine; mais tout
est pur dans une femme pure, et ses fleurs,
qui sont aussi vermeilles et aussi épurées
que le sang qui lui reste dans les veines, ne
lui apportent que de la joie et de l'allégresse.

1. Cette opinion ne paroîtroit pas encore assez bien établie par tout ce que nous
venons de dire, si nous n'apportions des raisons pour la confirmer. Une des principales
que l'on peut alléguer, c'est que la plupart
des femmes, dans le temps de leurs règles,
sont sujettes à une espèce de fièvre, ou du
moins à une émotion universelle qui y a
beaucoup de rapport; ce qui montre qu'il
se fait alors une fermentation dans toute la
masse du sang.

2. D'autre part, s'il est vrai, comme je
viens de le dire, que le sang ne bouillonne
dans les veines des femmes, pour l'évacuation aux règles, que par le moyen de la se-

mence qui s'y mêle, il est absolument nécessaire qu'elles aient cette semence avant
que de nous donner des marques de leur
fécondité par l'épanchement de leurs règles.
C'est la raison pour laquelle nous voyons
quelquefois des femmes nous donner des
fruits sans vous avoir fait paroître des fleurs,
parce qu'elles n'ont pas assez de semence
pour exciter leurs règles, et qu'elles en ont
assez pour en faire un enfant. Témoin cette
femme de Montauban, dont parle Rondelet, qui accoucha douze fois; et cette autre
femme de Toulouse, dont Joubert nous
fait l'histoire, qui eut dix-huit enfans, sans
que l'une ni l'autre eussent jamais su ce que
c'étoit que les fleurs des femmes.

3. D'ailleurs, une fille de quinze ans se
sent vigoureuse et entreprenante, de lâche
et de timide qu'elle étoit quelques années
auparavant : la voix lui grossit alors, ses
yeux deviennent étincelans ; la couleur de
son visage est vive ; son humeur est gaie ;
elle fait gloire de montrer sa gorge, qui
s'enfle peu à peu, pour faire connoître qu'elle
est en état d'être mise au rang des femmes ;
son sein s'est déjà élevé jusqu'à la hauteur
de deux travers de doigt, et son sang bouil-

lonnant est prêt à sortir de ses vaisseaux ;
elle donne même à sa mère des marques
des feux secrets que la nature commence à
allumer dans sein : comme les petites cha-
leurs et les légers emportemens lui sont
alors fort naturels, ils doivent aussi faire
connoître qu'elle a besoin d'être observée
de fort près pour ne pas manquer à la pudeur du sexe, et encore le plus souvent n'y
réussit-on guère.

> En vain de nos jeunes coquettes,
> On vous voit, mères inquiètes,
> Conduire les yeux et les pas.
> L'amour a mille et mille appas,
> Et, pour surprendre un cœur, sait des routes se-
> crètes
> Que vos soins ne connaissent pas.

En effet, c'est alors que la semence d'une
fille, mêlée parmi son sang, ne le fait pas
seulement fermenter, mais qu'elle élève sa
gorge, qu'elle lui échauffe l'imagination,
et lui inspire de l'amour pour se perpétuer
par le moyen de la génération.

4. C'est assurément par le défaut de semence que Phœtuse perdit ses règles à la
fleur de son âge. Elle devint si sèche par la
tristesse qu'elle conçut de l'absence de son
mari, que sans doute ses testicules, étant

alors privés de leur fonction ordinaire, et étant devenus étiques et desséchés, ne furent plus en état de fournir à la masse du sang une matière pour la faire bouillonner; et parce qu'elle n'étoit plus ferme par l'épanchement de ses règles, elle perdit aussi son tempérament, pour prendre celui d'un homme sans changer de sexe. On la vit toute velue, et son menton garni de poil, ainsi que le rapporte Hippocrate.

5. Enfin, s'il est vrai ce que nous rapportent quelques médecins, que les femmes à qui l'on a coupé la matrice et les testicules ont manqué de règles, et qu'elles manquent aussi des mouvemens ou des efforts que la nature fait de temps en temps pour se décharger de son sang superflu, on doit croire qu'ayant perdu les principales parties qui contribuoient à faire fermenter le sang dans leurs veines, elles ont aussi été privées de ces épanchemens périodiques : car l'expérience nous apprend que si l'on arrache l'ovaire aux poules, elles ne font plus d'œufs, et comme cette partie, dans l'oiseau, a du rapport aux testicules des femmes, on ne peut douter que par la perte de ces dernières parties, qui contribuoient à

faire la semence, elles ne perdent aussi
la puissance de se perpétuer, et en même
temps le droit d'être réputées parmi les
femmes, faute de l'écoulement périodique
de leurs règles.

Il est donc certain que la portion la plus
subtile de la semence des femmes, ou si
l'on veut des vapeurs séminaires, est la
cause principale de leurs règles. Que le tempérament, l'abondance du sang, l'empire
des astres, et les autres causes que l'on apporte pour l'ordinaire sur cette matière,
n'en sont que les causes secondes et éloignées, qui contribuent à faire les règles plus
ou moins abondantes, et non à les faire
paroître plus ou moins souvent.

La quantité du sang des régles ne doit
pas passer dix-huit ou vingt onces. Cette
quantité n'est pas toujours égale dans toutes
les femmes; les unes perdent peu en beaucoup de temps. Je sais que mademoiselle
I*** n'a que douze jours libres dans un mois,
ses règles étant si abondantes pendant dix-
huit jours, qu'elles peuvent être mises au
nombre des choses qui arrivent contre les
lois de la nature. Ainsi, il n'y a rien de
déterminé, ni pour la quantité du sang,

ni pour le temps que les règles doivent durer. La santé, la maladie, le tempérament,
la façon de vivre, les emplois, le climat,
la saison, la température de l'air, et beaucoup d'autres choses, changent tout dans
ces sortes d'évacuations.

ARTICLE IV.

*Observations curieuses sur les divers temps
de la Formation de l'homme.*

Toutes les parties et toutes les humeurs
sont disposées pour la génération d'un enfant dans l'un et dans l'autre sexe. Ce jeune
homme est en état de se joindre amoureusement, et cette jeune fille sent que la nature l'excite à se perpétuer par le moyen
de la génération. Dans la disposition où elle
est, il faut peu de chose pour faire un enfant, et ses parties amoureuses sont si disposées à le former, qu'elle concevra à la
moindre approche d'un homme. On pourroit comparer ses parties amoureuses à un
morceau d'ambre jaune échauffé par le
mouvement qui attire la paille aussitôt qu'on
la lui présente.

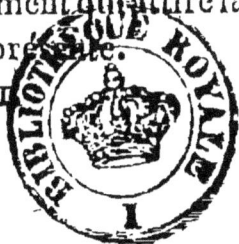

III   I

La femme n'a donc pas plutôt reçu la matière de l'homme par cette amoureuse alliance, qu'elle la presse de toutes parts pour la faire passer promptement dans l'un ou dans l'autre de ses vaisseaux éjaculatoires, afin que, s'y mêlant avec la sienne, elle y cause la conception.

C'est dans l'un de ces conduits que les principes de notre corps et de notre âme s'unissent et se mêlent pour ne faire qu'un composé, et c'est aussi dans ce moment que Dieu, qui sait ce que nous faisons, semble s'être comme obligé d'y envoyer un entendement, qui, selon la pensée de saint Grégoire de Nice, « doit avoir soin de tous » les organes du corps où il doit loger pour » régler ensuite les occupations qu'il y doit » faire, et les mœurs qu'il doit suivre, afin, » ajoute-t-il ailleurs, qu'il n'ait pas un jour » à reprocher à Dieu d'avoir eu un corps » et une âme qui n'auroient pas eu de dis- » positions nécessaires pour obéir à ses » principes secrets et à ses mouvemens in- » térieurs ».

Un homme qui a fait lui-même le luth dont il doit jouer n'a sujet de se plaindre de personne, si son intrument n'est pas d'ac-

cord dans toutes ses parties : il étoit le maître de sa matière, et il pouvoit l'employer
et la disposer comme il le jugeoit à propos ; de sorte qu'il ne s'en prendra jamais
qu'à lui seul, s'il y a un défaut dans son
luth, ou un faux dans son harmonie.

Mais parce que ce sujet est de lui-même
fort embrouillé, et qu'il renferme des sentimens nouveaux, j'ai résolu de le partager
en quatre articles, où je ferai voir, autant
qu'il me sera possible, les degrés dont la
nature se sert pour nous former dans les
entrailles de nos mères.

Parce que j'aurai besoin, dans la suite de
ce discours, du mot de *conception* pour exprimer ma pensée sur le sujet que je traite,
j'ai peur que l'esprit du lecteur ne demeure
souvent en suspens dans la diverse signification que je lui donne, à moins que de l'en
avertir auparavant. Quand je dis donc que
la *femme a conçu*, et que sa *conception est
avantageuse*, je prends alors ce terme dans
une signification active. Mais lorsque je dis
que *notre conception s'accomplit dans les
cornes de la matrice de la femme*, et non
dans sa matrice, ainsi qu'on se l'est persuadé
jusqu'ici, ce mot a alors une signification

toute opposée, et on le doit prendre passi-
vement.

I.

Premier degré de la formation de l'homme.

IL me semble qu'il n'y a rien de plus certain que de dire que la conception est un
mélange de la semence de l'homme et de la
femme, et qu'il n'y a rien aussi de plus in-
certain ni de plus caché que le lieu où cette
conception se fait.

On a cru jusqu'ici que la matrice étoit
le lieu où nous commençons à être formés,
parce que l'on a presque toujours trouvé
des enfans dans sa cavité, et que l'on ne
s'est pas imaginé que la conception se pût
faire ailleurs; car bien que l'on ait vu des
enfans dans les cornes de la matrice, on a
cru cependant que ce n'étoit que contre les
lois de la nature qu'ils se formoient dans ses
petits conduits, et l'on ne s'est pas persuadé que c'étoit là que la providence, par ses
ordres secrets, avoit determiné de leur donner le commencement de la vie. J'avoue
que le sentiment qui établit le lieu de la

conception hors de la cavité de la matrice, est plein de difficultés, et que l'on a besoin de raisons et d'expérience pour en être convaincu.

1. Puisqu'après les embrassemens amoureux on n'a jamais trouvé de semence dans la cavité de la matrice, au lieu que l'on en trouve toujours dans ses cornes, pourvu que la semence soit saine et féconde, on m'avouera qu'il y a lieu de croire que nous sommes plutôt formés dans ces petits conduits que dans un autre lieu, puisqu'il y a de la matière pour la génération.

En effet, toute l'exactitude que j'ai pu apporter en disséquant beaucoup de chiennes, qui s'étoient depuis peu accouplées, n'a servi qu'à me confirmer davantage dans l'opinion où je suis; savoir, qu'il en arrivoit de même dans les femmes, et que la conception se faisoit plutôt dans les cornes, dans la trompe, ou dans les vaisseaux éjaculatoires de la matrice, ainsi qu'on voudra les appeler, que dans la cavité de cette partie.

Il n'y a point de sang qui passe plus vîte dans les artères, ni de chyle qui se distribue plus promptement dans les vaisseaux

III.

lactés, que la semence du mâle lorsqu'elle s'insinue dans la matrice des animaux : ce qui fait croire à Harvée, qui a éventré pour ce sujet un nombre considérable de biches, que la conception se faisoit d'une autre sorte qu'on ne s'étoit imaginé jusqu'alors. Il a cru, mais d'une manière particulière, que, parce qu'il n'avoit rien rencontré, ni de la semence du coq, ni de celle du cerf, dans les parties secrètes de la poule et de la biche après s'être accouplées l'une et l'autre, il falloit que la semence du mâle, ou n'eût pas entrée dans ces lieux, ou si elle y étoit entrée, qu'elle en fût sortie en y laissant son impression et son caractère ; sur cela il a formé ce sentiment que la génération se faisoit de la même sorte qu'un homme pestiféré communique son mal à un autre ; savoir, par le moyen de la contagion ou de quelques esprits invisibles ; puis encore comme un fer qui a touché depuis peu une pierre d'aimant, et qui attire un autre fer par la vertu qui lui a été communiquée ; si bien, ajoute-il, que la conception de l'enfant se fait ni plus ni moins que celle de nos pensées. Nos yeux voient des objets ; notre mémoire en conserve les idées, et no-

tre âme en conçoit les conséquences : tout
de même on touche une femme pour la rendre féconde, et elle ne conçoit pas parce
que la semence de l'homme est présentée à
sa matrice, mais parce qu'elle l'a touchée,
et lui a ccommuniqué sa vertu. C'est ainsi,
dit-il, que le vingtième œuf d'une poule
est fécond par l'impression que la semence
du coq a faite sur le corps de la poule qui
n'en a été touchée qu'une seule fois.

Mais sans m'arrêter à cette opinion qui
me paroît trop métaphysique dans les ouvrages de la nature, continuons à prouver
que la véritable union de la semence de
l'homme et de la femme, que nous appelons conception, se fait d'une autre manière
plus naturelle.

Nous observons tous les jours que les
femmes sont plus amoureuses avant ou
après leurs règles qu'en tout autre temps ;
la nature leur donnant alors beaucoup plus
d'envie de se joindre, elles sont aussi en ce
temps-là beaucoup plus sujettes à concevoir.

Si le fœtus se formoit dans la cavité de
la matrice, quelle apparence y a-t-il qu'il
pût résister aux flux des règles qui doivent

couler en abondance du fond de cette partie?
L'enfant à venir en seroit détruit, et la matrice étant toute humectée ne sauroit les retenir ni l'empêcher d'en sortir avec le sang;
et ainsi il ne feroit point alors de conception
au commencement des règles, ce qui est
contraire à l'expérience. Il en arriveroit de
même sur la fin des fleurs; car la matrice
est encore alors trop humide pour pouvoir
conserver le présent qu'on lui a fait; elle le
recevroit plutôt quinze jours avant, parce
qu'étant plus sèche elle seroit plus disposée à presser la semence qu'on lui auroit
donnée.

Mais parce que l'expérience nous apprend que la conception qui se fait entre les
règles n'arrive pas si souvent que celle qui
se fait immédiatement avant ou après, je
suis obligé de croire que la conception se
fait dans un autre lieu que dans la cavité de
la matrice. Je n'en saurois trouver de plus
propre à cet usage que les cornes de cette
partie, où souvent l'on a trouvé des enfans
formés; car au commencement et à la fin
des règles, tous les vaisseaux de la matrice
sont ouverts, ou pour se décharger de l'a-

ndance de leurs humeurs , ou pour rece-
oir la semence qu'on leur présente.

C'est ainsi que le fœtus peut éviter les
lsordres qui arrivent pour l'ordinaire au
ommencement de la grossesse , au lieu
l'il ne sauroit s'en garantir s'il commen-
oit à se former dans la cavité de la ma-
ice.

3. Les anciens ont ont su , aussi bien que
ous, que la matrice des femmes n'avoit
r'une seule cavité : ils nous ont pourtant
issé par écrit que les femmes grosses sen-
ient plus de douleur et de mouvement d'un
oté que de l'autre , ce qui se trouve encore
ujourd'hhui conforme à l'expérience ; car
s médecins qui se sont appliqués à con-
oître les effets et les circonstances de la
rossesse ont appris que les femmes sen-
ont , pour l'ordinaire , plus de mouvement
un côté du ventre que de l'autre. L'en-
ant , commençant à avoir un peu d'agita-
on par le mouvement de son cœur et de
es petites artères, irrite le vaisseau éjacu-
atoire qu'il habite, afin qu'il se défasse, en
veur de la matrice, de ce qu'il contient;
parce que ce vaisseau n'a pas assez d'es-

pace pour élever un enfant qui a besoin
alors d'un lieu plus étendu et plus commode pour ses perfections, il s'en défait
par son mouvement circulaire, et les jette
dans la cavité de la matrice.

On a cru, jusqu'au temps de Fernel, que
la pierre se formoit dans la vessie, où elle
se trouve presque toujours; mais depuis
que l'on a été désabusé de cette opinion,
l'on croit, selon les expériences que l'on en
a, que les reins lui donnent les premiers
commencemens; car les douleurs qui pré-
cèdent la pierre de la vessie nous font bien
croire que c'est dans les reins que la pierre
a été d'abord formée. Tout de même les
petites douleurs et les mouvemens délicats
et presque imperceptibles dont s'aperçoi-
vent, dans l'un ou dans l'autre de leurs
côtés, les femmes enceintes les plus sensibles, me font conjecturer que l'enfant commence à se former dans l'une ou dans l'autre des cornes de la matrice.

La susbtance de ces vaisseaux, leur figure, leur action et leur usage sont fort
convenables à cet emploi. Ils sont d'un
sentiment exquis, étant tous membraneux
et charnus, pour s'élargir et pour sen-

tir les irritations du fœtus ; leur figure est
fort propre à se décharger de ce qu'ils con-
tiennent ; ils sont presque toujours pleins
de semence, et ont un mouvement par lequel ils se défendent de ce qui les presse et
de ce qui les incommode. Nous n'avons
que trop de preuves de leur mouvement
dans les suffocations de matrice, et je puis
assurer avoir vu plusieurs fois le mouvement de la matrice des chiennes que j'ai
disséquées en vie, qui étoit à-peu-près
semblable à celui de nos boyaux que nous
appelons péristaltiques.

Ce sont donc les petits mouvemens
des cornes de la matrice que les femmes
grosses sentent d'un côté ou de l'autre qui
nous font croire que l'enfant y reçoit les
premiers traits.

Mais encore, comment est-ce que la conception se pourroit quelquefois faire après
les grandes cicatrices que la matrice a reçues, si elle ne se faisoit hors de sa cavité ?
Car nous savons, selon le rapport même de
Rousset et Bauhin, que quelques femmes
ont conçu après qu'on a ouvert la matrice,
ou qu'elles y ont souffert de grands abcès.
La matrice ne seroit point alors en état de

faire ses actions, elle seroit trop mal formée, et ses membranes, affoiblies et desséchées par des plaies, ne pourroient se com-
primer et se resserrer pour la conception ;
au lieu que, recevant de ses cornes l'enfant
qui a été formé, elle n'a ensuite qu'à le
contenir et le conserver jusqu'à sa dernière
perfection.

5. D'ailleurs, pour confirmer ma pensée, je puis dire ce que l'expérience m'a appris sur cette matière. Je connois quelques
femmes qui ont toujours accoutumé de se
coucher sur le côté droit lorsqu'elles dorment avec leur mari, et c'est aussi dans
cette posture qu'elles sont caressées et
qu'elles conçoivent presque toujours des
garçons. On ne sauroit donner d'autre raison de ce qui arrive de la sorte, que celle
qui favorise mon sentiment; car la semence
de l'homme, étant reçue dans la matrice de
la femme située dans la posture que nous
avons marquée, ne peut tomber, par son
propre poids, que dans la corne droite, où
les garçons sont le plus souvent formés.
C'est une remarque qu'a faite Rharsis, aussi
bien que moi, lorsqu'il dit « que les fem-
» mes qui se couchent ordinairement du

» côté droit ne font presque jamais de filles. »

6. D'autre part, j'ai souvent observé, aussi bien que Fallope, que la chair de l'arrière-faix n'étoit jamais au milieu du fond de la matrice, mais vers l'un ou l'autre de ses côtés, parce qu'après un mois ou environ la boule où est renfermé l'enfant, étant chassée du lieu où elle est, s'attache à l'endroit de la matrice le plus près de l'embouchure du vaisseau d'où elle sort ; ce qui n'arriveroit pas de la sorte, si la conception se faisoit dans la cavité de la matrice, comme on le peut voir dans les *fig.* 10 et 11.

7. Au reste Riolan, un des plus célèbres anatomistes de notre siècle, autorise mon opinion, lorsqu'il dit avoir souvent trouvé des enfans formés dans les cornes de la matrice ; et cet enfant mort, qui étoit d'un pied de long, et qui sortit du fond de la matrice de cette pauvre femme qu'Harvée vouloit faire couper, ne sortit d'autre lieu que de l'un des vaisseaux éjaculatoires.

8. Je trouve dans mes Mémoires, qu'il y a environ vingt-trois ans un vieux médecin, appelé Jean Critier, personnage très-savant et très-sincère, me raconta à Paris une histoire que M. Mercier, médecin de Bour-

III.   K

ges, qui vivoit encore alors, lui avoit fait
de cette sorte. La femme de M. Agard,
lieutenant-criminel de cette ville-là, de la
santé de laquelle ce dernier avoit soin, devint grosse, et se porta assez bien jusqu'au
quatrième mois, après quoi elle souffrit des
foiblesses et des douleurs extrêmes aux reins
et dans le ventre, principalement du côté
droit : tout cela l'épuisa tellement, qu'elle
mourut sans pouvoir se délivrer. On l'ouvrit
le 2 janvier 1714; on trouva une fille lon-
gue de sept pouces, dans la corne droite de
la matrice, la matrice étant alors dans sa
figure et situation ordinaires, si bien qu'a-
près cela on peut dire que la conception l'a
faite ailleurs que dans la cavité de la matrice, et que le fœtus étant déjà assez grand, et
ne pouvant plus demeurer dans l'une de ses
cornes, il faut qu'il en sorte pour se perfectionner ailleurs, ou que la mère en meure.

9. Je pourrois encore rapporter ici l'au-
torité d'Hippocrate, qui dit, en parlant
de la superfétation des femmes, que « si le
» fœtus est descendu dans la matrice, lors-
» que la femme engendre une seconde fois,
» ce second fœtus ne peut vivre, et la femme
» en fait une fausse couche ». La raison en

est évidente ; car, comme ce dernier fœtus ne se forme pas dans le lieu que la nature a destiné pour la conception des enfans, il ne peut aussi trouver de quoi ailleurs, et pour se former et pour se nourrir. Aristote confirme cette opinion, et l'expérience l'autorise : car nous voyons que les secondes conceptions qui se font dans les premiers mois de la grossesse réussissent pour l'ordinaire ; que la femme nourrit l'un et l'autre de ses enfans, et qu'elle les met au monde comme s'ils étoient conçus dans le même moment : mais si la superfétation arrive quelques mois après les premiers fœtus formés, et après que les cornes de la matrice sont embarrassées et bouchées par des humeurs, ou par l'enfant même qui occupe toute le cavité, [ce qui arrive pourtant fort rarement, le second enfant ne peut vivre, et l'histoire que rapporte Aristote sur ce sujet le confirme clairement.

Après tout cela, l'on peut donc conclure que la conception se fait, selon les lois de la nature, dans les cornes de la matrice, et non dans sa cavité : mais Kerkringe, Warton, de Graaf, et quelques autres médecins modernes, sont d'un autre sentiment, puisqu'ils ne peuvent croire que la conception se fasse ni dans la cavité de la matrice, comme l'ont cru les anciens, ni dans ses cornes, comme je le pense : mais il soutiennent qu'elle se fait dans les testicules des femmes, lesquelles sont pleins d'œufs, comme est l'ovaire des oiseaux, si bien qne, renouvelant la pensée des poëtes anciens, qui publioient qu'Hélène avoit pris sa naissance d'un œuf, ils s'imaginent pouvoir établir et prouver cette opinion par des raisons et des expériences suffisantes.

Ils assurent donc que les testicules des femmes sont de véritables ovaires où les hommes commencent à se former ; que les vésicules dont ces parties sont composées sont pleines d'une liqueur semblable au blanc d'œuf, laquelle, selon le sentiment de tous les anatomistes, est la semence de la femme ; que cette semence étant rendue féconde par les parties déliées et spiritueuses de la semence de l'homme, qui étant dardée dans la matrice se fait passage dans les trompes, pour entrer ensuite dans les testicules de la femme, communique sa vertu prolifique à l'œuf ou aux œufs qui sont le plus près des membranes des tes-

ticules, ou le plus disposés à recevoir son
impression féconde, quand il s'engendre
un ou deux fœtus; que l'une des trompes se
courbe alors, pour communiquer à l'œuf,
qui est disposé, dans l'ovaire, à recevoir
ce qu'elle a reçu de la matrice; qu'en ce
temps-là ces mêmes trompes demeurent
quelque temps comme collées au testicule,
pour y faire une impression de fécondité, ou
pour recevoir l'œuf où l'homme commence
déjà à se former; ce qui se fait dans les
lapines au troisième jour, et peut-être dans
les femmes quatre ou cinq jours après leur
conception, comme le pense Kerkringe;
que les vésicules, d'un côté, les boules ou
les œufs, de l'autre (c'est ainsi qu'ils les appellent indifféremment), se grossissent pendant quelque temps dans le testicule, et
que l'enveloppe ou la vésicule qui contient
la semence de la femme, et qui est une
partie essentielle du testicule, se grossit de
même et se fait glanduleuse, afin de conserver les esprits de la semence de l'homme,
qui sont les agens de la créature à venir, et
de fournir aussi à la boule des humeurs pour
la formation et pour l'entretien de l'homme
à venir; que cette semence féconde prend

III.

d'autres enveloppes que la substance glanduleuse qui l'enveloppe elle-même, et que
ces enveloppes sont le chorion et l'amnios
du fœtus ; que l'étui ou l'enveloppe glanduleuse s'ouvre pour laisser couler, par le
mamelon qui se forme sur les membranes
du testicule, l'œuf fécond qui entre dans la
trompe par la propre vertu du testicule,
ou par sa propre disposition ; que pour cela
la trompe embrasse étroitement avec sa
frange une grande partie du testicule ; qu'ensuite cet œuf fécond, étant tombé dans la
trompe, tombe aussi dans la cavité de la
matrice, où il se mûrit, pour ainsi dire,
et devient un fœtus parfait ; qu'enfin l'œuf
fécond est distingué des hydatiques, qui
sont plusieurs petites boules qui se tiennent
par leur queue à leur grappe de chair,
comme les grains de raisin sont attachés
par leur grappe de bois, comme le marque
la *fig.* 7, qui est au chapitre des Fardeaux
et des Faux-Germes ; au lieu que les œufs
féconds où le fœtus se forme manquent d'attaches, et descendent ordinairement seuls
du testicule dans les cornes, et puis dans la
cavité de la matrice.

Cela étant donc ainsi établi, ils concluent

que le fœtus prend son origine dans le testicule de la femme, et non dans ses cornes
ni dans la cavité de la matrice.

Cette opinion renferme, ce me semble,
beaucoup plus de difficulté que celle des anciens, que nous avons examinée et réfutée
ensuite, car elle soutient tant de choses qui
me semblent impossibles et qui ne peuvent
être bien expliquées par ceux même qui la
soutiennent, que je ne m'étonne pas s'il y
a aujourd'hui si peu de médecins qui aient
embrassé ce parti.

1 En effet, peut-on concevoir que la
trompe se courbe et fasse obéir le ligament
large sans que la femme sente son mouvement et son pli, qui ne se peut faire sans
douleur? et le testicule qui est attaché à
ce ligament, et qui flotte dans la cavité du
ventre, peut-il être si stable, qu'il demeure
toujours dans sa situation, et qu'il attende
la jonction de la trompe, pour recevoir
l'impression génitale de la semence du mâle
qui y est renfermée? En vérité, on fait faire
ces mouvemens à ces parties-là pour ap-
puyer le sentiment où l'on est et pour flatter sa prévention.

2. D'ailleurs, qu'ils fassent la semence

de l'homme si déliée et si spiritueuse qu'ils
voudront, peut-elle entrer dans le testicule
par les pores de deux fortes membranes
dont il est revêtu? et où montreront-ils une
semblable démarche que fait la nature dans
le corps de la femme? Les esprits animaux, qui sont imperceptibles, ont des conduits par où ils passent, et la semence de
l'homme, qui est plus grossière, n'en au-
roit-elle point?

3. D'autre part, comment se peut-il faire
que l'œuf rendu fécond et animé, qui est
alors gros comme un pois vert, puisse se
faire passage à travers les enveloppes glanduleuses et à travers les deux membranes
du testicule de la femme pour entrer dans
la trompe par la jonction, sans que la femme
en ressente rien? Ces membranes sont-elles
moins sensibles que celle du reste du corps?
et si la membrane est un nerf applati, comme
le pense Gallien, peut-elle le rompre sans
douleur? De plus, le mamelon que Graaf
a inventé se rencontre-t-il dans toutes les
femmes, comme il nous l'assure? et n'y a-
t-il pas lieu de croire qu'il l'invente à plaisir pour couvrir l'aveuglement où il est.

4. Au reste, cette solution de continuité

est-elle selon les lois de la nature, qui en a tant d'horreur? et a-t-on vu quelquefois dans la femme de pareilles choses? J'avoue qu'on a remarqué des parties se dilater d'une manière extraordinaire, comme fait le pas de la pudeur dans l'accouchement; mais on n'a jamais observé aucune partie se rompre et s'ouvrir selon les lois de la nature, à moins que ce ne soit pour finir une maladie, comme dans les abcès.

5. En un mot, peut-il se faire une plaie sans un épanchement de sang? et ce sang extravasé et hors de ses vaisseaux se peut-il conserver sans se corrompre, et sans que la femme s'en aperçoive?

6. La plaie que la boule aura faite en sortant du testicule, et l'ulcère qui s'ensuivra, peuvent-ils se consolider et se cicatriser dans une partie spermatique, comme sont les parties du testicule de la femme, sans que la femme en ressente de la douleur?

7. Enfin, le testicule a-t-il un mouvement sensible ou insensible pour se défaire de l'œuf qu'il contient? et cette vertu expulsive que Graaf a imaginée peut-elle jeter l'œuf dehors par sa propre disposition, comme si c'étoit un excrément fâcheux?

Toutes ces difficultés m'ont contraint d'abandonner ce parti, et m'ont fait dire en moi-même : Comment y a-t-il des personnes de bon sens qui peuvent l'embrasser ? Cependant, comme il arrive quelquefois dans l'homme des actions dont nous ne connoissons pas les causes, celle-ci pourroit bien être de ce nombre-là ; car s'il est vrai ce que l'on vient de m'assurer, que M. de Verny, anatomiste du roi, fit voir à Paris en 1691 un testicule de femme qui contenoit une espèce de tête dans laquelle on remarquoit la fente d'un œil avec deux paupières garnies de glandes ciliaires, et d'une espèce de sourcils ornés de poils qui étoit au-dessus ; un front d'où sortoit un toupet de cheveux avec une éminence garnie de trois dents molaires disposées en triangle, de la grosseur de celles d'un enfant de quatre ans ; trois autres dents dans la face antérieure de ce monstre, et à la postérieure cinq autres, savoir, trois incisives et deux petites molaires ; si cette histoire, dis-je, est véritable, comme plusieurs personnes me l'assurent, nous pourrions, dans cette occasion, suspendre notre sentiment, jusqu'à ce que la curiosité et le travail des anatomites nous pussent faire voir quelqu'autre formation du fœtus dans le testicule d'une femme. Car comme un sentiment ne peut solidement être appuyé, dans la médecine, sur une seule expérience qui souvent est un jeu de la nature, il faut attendre que l'on nous ait fait voir quelqu'autre chose de réel dans la même partie, pour être persuadé que l'homme y prend ses principes, et qu'il commence à s'y former.

La conception n'est pas plutôt faite, que Dieu, par les ordres qu'il a lui-même établis, crée un entendement humain pour le placer dans le petit corps qui commence à se former. Cet entendement y est envoyé en qualité d'ambassadeur, qui doit un jour rendre compte de sa négociation, et qui doit représenter partout où il se trouve le caractère du maître qui l'envoie.

Cet entendement se mêle avec l'âme, ou plutôt se joint et s'unit à sa substance, et, ce qui nous surprend encore plus, aux esprits et au corps de l'homme, pour ne faire ensuite qu'un homme animé d'une seule forme.

Il seroit difficile de s'imaginer comment se joignent ces substances si éloignées entre elles, si l'expérience ne nous en convainquoit à tout moment : car si mourir est la dissolution de ses parties, vivre sera assurément l'union et la société de ces mêmes substances.

Si j'étois obligé de prouver ici les quatre parties qui nous composent, entre toutes les preuves que je pourrois choisir, je n'en saurois trouver de meilleure que celle que me fournit saint Grégoire de Nice, lorsqu'il dit que « puisque Dieu, qui est un Etre in» fini, s'est mêlé et s'est uni, sans confu» sion toutefois, à l'âme et au corps de Jé» sus-Christ, qui est une créature, nous pou» vons croire que notre entendement peut » se joindre à notre âme et à notre corps » par des décrets d'en haut ; de sorte que de » ces deux premières substances il ne s'en » fasse qu'une seule forme dont nous soyons » animés. »

La semence de l'homme, étant donc entrée dans l'une des cornes de la matrice, fait enfler la semence de la femme et lui sert comme de levain pour la production d'un enfant. Une des causes de la prompte distribution est une matière séreuse et spermatique, qui se trouve dans la matrice d'une

femme féconde, et qui se mêle avec elle
pour lui servir de vésicule. Cette matière
vient des vaisseaux et des glandes de la matrice et de son col par l'expression de ses parties, par la foule des esprits qui s'y portent,
par le plaisir et le chatouillement que la
femme y ressent. L'activité de l'âme et de
la semence de l'homme, et l'abondance de
ses esprits, ne contribuent pas peu à l'y
faire entrer précipitamment. La petite valvule qui est à l'embouchure des vaisseaux
éjaculatoires favorise aussi l'entrée de cette
même matière; elle est lâche avant et après
les règles, pour faciliter la conception, qui
se fait en ce temps plutôt que dans un autre.
La membrane interne, dans ces vaisseaux, a
tant de replis, et le conduit qu'elle forme
a l'embouchure si étroite, qu'il n'y a pas
lieu de craindre que ce qui y est une fois en-
tré en puisse sortir que dans son temps.

Il seroit bon de remarquer ici ce que nous
avons observé ailleurs, que les cornes de la
matrice d'une femme avoient trois ou quatre
petites cellules qui servoient comme de
forme ou de mesure à la semence de la
femme et à la matrice de chaque enfant;
c'est pour cela que quelques jurisconsultes

ont cru que la matrice de la femme avoit
sept cellules, prenant la cavité de la matrice pour une septième. La matière qui
forme la semence vient peu à peu des testicules, et est filtrée au travers de la substance nerveuse des vaisseaux éjaculatoires;
cet excrément des testicules, tombant peu
à peu dans les cavités de ces vaisseaux,
prend la figure de la cellule qui le reçoit,
et la chaleur naturelle qui agit incessamment sur tout ce qui est dans le corps,
agissant aussi sur cette semence, produit
tout autour une petite peau mince et délicate, qui forme une boule quand cette boule
ou cet œuf a été rendu fécond par la semence du mâle. Cette membrane n'est pas
si ferme ni si dure dans le lieu où la boule
a reçu la dernière goutte de la semence,
qu'elle l'est ailleurs, et c'est par-là que la
semence de l'homme se communique à celle
de la femme, comme la semence du coq se
communique à l'œuf de la poule par la tache
du jaune, et que l'humeur de la terre se
filtre dans la semence d'une plante par son
germe. J'ai remarqué dans un œuf de poule
couvé, qu'après le premier jour l'ongle du
jaune, la cicatrice ou le petit point blanc,

ainsi qu'on voudra l'appeler, qui est envi-
ronné d'un cercle jaune obscur, étoit beaucoup plus grand qu'il n'étoit avant que d'a-
voir été couvé. Le deuxième et le troisième
jours, la tache s'étant augmentée presque de
deux fois autant, j'ai jugé que l'âme du
poulet résidoit dans cette partie, que c'étoit
par-là que la semence de coq étoit entrée
dans l'œuf, et que le cœur s'y vouloit former, puisque j'y remarquois un si prompt
changement.

C'est donc à un petit point de la semence
de la femme, s'il m'est permis de comparer les bêtes aux femmes, que se communique l'âme de l'homme avec toute la matière qui la porte : ce qui arrive au même
instant que la conception s'accomplit ; et
c'est aussi alors, ainsi que nous l'avons dit
ailleurs, que l'entendement y paroît pour
disposer toutes les parties à obéir ensuite à
ses ordres.

Comme les fruits jouissent de la même
âme que les arbres auxquels ils sont attachés, et qu'en étant désunis ils portent dans
leurs semences des principes semblables à
ceux qui ont formé les arbres dont ils ont
été détachés, ainsi la boule de la semence

de la femme étant attachée au vaisseau éjaculatoire jouit alors de la même âme que la
femme ; mais dès que cette boule a été rendue féconde par la semence de l'homme
qui s'y est mêlée, alors elle a un principe
indépendant et une âme particulière.

Ce qui me fait croire que cela est de la
sorte, c'est ce que je vis la nuit du 23 janvier 1680 : Mademoiselle L***, après de
pressantes tranchées, rendit environ deux
cents boules ou petits œufs sans coquille,
et c'est ce que quelques anatomistes modernes ont appelé fort improprement hydatiques : chaque boule étoit attachée par
sa petite queue, qui tenoit à des fibres charnues, tissues et entrelacées ensemble ; la
moitié des boules étoient grosses comme le
bout du doigt, et l'autre moitié comme de
petits pois ; elles étoient toutes transparentes, et la membrane qui les couvroit
étoit assez dure ; l'humeur qui y étoit contenue étoit claire, et en quelque façon
gluante ; elle étoit un peu salée et âcre au
goût ; et je ne doute pas que ce ne soient de
pareilles boules qui occupent ordinairement les cornes de la matrice quand elles
sont prolifiques. Comme celles-ci n'avoient

pas été rendues fécondes par la bonne semence du mari, et que les vaisseaux éjaculatoires les avoient rejetées comme inutiles,
c'est de là sans doute qu'étoit venu ce
faux germe, comme on le voit dans les
fig. 6 et 7.

Les semences de l'homme et de la femme,
étant mêlées, se communiquent l'une à
l'autre leurs qualités réciproques : le peu
d'âcreté de celle de l'homme, avec son
odeur vireuse et sulfurée, pénètre toutes
les parties de la semence de la femme et
en fait mouvoir tous les petits corps ; et la
semence de la femme, étant d'une substance un peu visqueuse et d'une qualité un
peu âcre, n'obéit pas sitôt à la pénétration
des qualités de celle de l'homme : ainsi
l'action est lente et les mouvemens de toute
la matière enflée en sont languissans ; si bien
que l'on ne peut remarquer aucune chose
dans la formation du fœtus avant le neu-
vième ou le dixième jour, ou, pour mieux
dire, avant le quatorzième, après lequel
on peut observer les vessies transparentes,
ensuite la goutte de sang et le point saillant,
qui par son mouvement donne des marques
assurées de vie : si bien que ceux qui nous

III.

ont assuré avoir découvert quelque chose
au sixième ou au huitième jour après la formation du fœtus nous ont voulu assurément
surprendre.

Mais avant que de passer outre, découvrons la matière dont la nature se sert pour
faire fermenter les deux semences unies ;
car, puisqu'on demeure d'accord que nous
ne vivons que par la fermentation, il faut
aussi que ce soit par son moyen que nous
commencions à être formés.

Nous savons que le levain a deux sortes
de substances : la plus grossière devient de
même nature que la matière avec laquelle
on la mêle, et la plus subtile fait lever cette
même matière par sa pénétration et par
l'agitation qu'elle excite dans les corps différens de toute la masse. Ainsi la partie la
plus terrestre et la plus visqueuse de la semence de l'homme sert en partie à com-
poser les parties spermatiques de l'enfant,
et la plus spiritueuse est employée aussi en
partie à produire les esprits et l'âme de ce
même enfant ; ce qu'elle fait par la fermentation qu'elle seule cause dans toute la matière qui le composent.

Plus le levain a de parties subtiles et pé-

nétrantes, et plus la matière sur laquelle on
agit est souple et aisée à ménager ; plus
aussi il avance son action : témoins les garçons, qui sont plutôt formés que les filles ;
et les pigeons mâles, qui naissent le plus
souvent avant les femelles, la matière dont
ils sont faits ayant plus de chaleur et d'esprits.

La semence de l'homme fermente donc
peu à peu toute la masse de la boule, en
précipitant toutes les parties les plus gros-
sières, et en élevant les plus agitées et les
plus spiritueuses. Son odeur virulente la
dissout et en ouvre la matière, la sulfurée
la précipite, et la qualité âcre de la semence de la femme la rassemble et l'en-
durcit ; si bien qu'au bout de dix ou douze
jours il se fait, dans la partie inférieure de
la boule, une goutte d'eau transparente et
claire comme un cristal fondu, qui est l'é-
lixir et l'extrait des esprits de l'homme et
de la femme. Cette petite ampoule d'eau se
divise ordinairement en deux, et quelquefois
en trois parties, si nous en croyons Cogna-
natus et Félix Platérus. Le dernier dit avoir
vu une femme qui presque tous les ans faisoit de fausses couches, et qui rendit un

jour une boule ronde et blanche, de la grosseur d'une noisette, qui étoit couverte d'une
petite peau mince, que l'on pourroit appeler amnios, et qui renfermoit trois vésicules transparentes, dont l'inférieure étoit
la plus pâle.

C'est dans cette humeur diaphane et cris-
talline que l'âme se place pour obéir de là
aux ordres supérieurs de l'entendement,
qui n'occupe point de lieu, et qui est cependant par tout ce petit corps, pour disposer
ses organes de la manière qu'il le veut.
Dans la partie inférieure de cette boule, où
ce médecin remarqua la vésicule la plus
plus pâle, est placée la matière la plus pesante des parties spiritueuses des deux semences ; elle sert à former le cerveau, qui
est la partie, dans les enfans, la plus grande,
la plus pesante et la plus froide : aussi ob-
servons-nous que la tête des enfans qui
sont dans les entrailles de leurs mères est
située toujours en bas, lorsqu'elle est selon
les lois de la nature. En effet, on aperçoit
une goutte d'eau transparente qui se forme
au commencement du troisième jour, dans
un œuf de poule couvé, et je ne doute point
que ce ne soit là que le cœur se place pour

faire ensuite tous les organes qui peuvent servir à son mouvement.

Ce petit corps qui se forme dans les entrailles de sa mère est déjà comme un enfant émancipé , qui n'a besoin d'aucune autre conduite que de la sienne propre , pour mettre toutes parties en ordre et pour les placer où elles doivent être. Cependant la nature, qui prévoit les besoins de cet embryon , enfle le conduit où il se forme , et tire peu à peu des testicules , et de quelques petits vaisseaux nerveux qui se glissent de la matrice aux cornes, les alimens qui lui sont nécessaires ; elle en fait de même de l'autre côté ; elle envoie de la matrice à la corne vide , aussi bien qu'à celle qui est pleine ; et ainsi ces vaisseaux éjaculatoires s'enflent tous deux presque également , et j'en ai vu qui étoient aussi gros que l'un de mes doigts.

Vers le quatorzième jour de la conception, plus ou moins, selon la chaleur de la matrice, l'abondance des esprits , la vivacité de l'âme , la diversité du sexe , la disposition du temps et de la saison , enfin le tempérament de la femme et de la matrice même, il naît dans l'une des ampoules transparentes un point rouge ou une goutte de sang qui s'agite d'elle-même, et je ne doute point que ce ne soient les petites oreilles du cœur ou lé cœur même qui, par ses premiers mouvemens de dilatation et de resserrement, veut se fabriquer des organes pour donner la vie au petit enfant qui commence à se former : car, comme c'est à l'entendement à placer toutes les parties en leur lieu, après leur avoir donné à chacune une figure convenable, c'est aussi au cœur à les perfectionner et à les nourrir.

J'avoue que je suis en peine de dire si le sang est formé avant le cœur, ou le cœur avant le sang, mais, quoi qu'il en soit, je suis pourtant persuadé que l'instrument doit être fait le dernier, puisque l'entendement n'entreprend l'ouvrage du cœur que pour contenir le sang, pour distribuer les humeurs et pour communiquer la chaleur et la vie à toutes les parties les plus éloignées du corps. Mais parce que la fermentation a donné l'être à ce petit corps, il est aussi raisonnable que la fermentation le perfectionne par le moyen de l'ébullition qui se fait incessamment dans son cœur.

Ceux qui ont examiné, après le troisième

jour, un œuf de poule couvé, auront observé, aussi bien que moi, qu'auprès de la
cicatrice où s'étoient formées les trois vésicules, claires comme de l'eau coulant
d'un rocher, il paroît une goutte de sang,
que l'on appelle fort à propos le point saillant, puisqu'il a des mouvemens réglés, et
qu'il se resserre et s'élargit comme le cœur.

Cette partie de l'animal, qui se forme
la première dans le blanc de l'œuf, auprès
de la cicatrice, par l'industrie de l'âme qui
y réside, est celle qui doit ensuite travailler à la perfection du poulet.

Cette goutte de sang, qui paroît quatorze
jours après notre conception, est une partie principale de notre corps, l'organe de
toutes les opérations de l'âme, l'origine des
esprits, la source des parties sanguines, le
siége de la chaleur naturelle, le trône de
de l'humide radical, par lequel nous vivons,
en un mot, l'extrait de l'âme de nos parens,
et une chose qui a du rapport à l'huile que
nous tirons des semences de plantes.

II.

Second degré de la Formation de l'homme.

LA boule animée demeure encore dans le lieu où la nature l'a d'abord placée : elle ne s'enfle guère, parce qu'elle ne reçoit presque point d'humeur qui puisse abondamment se communiquer au petit projet qui s'y forme.

L'entendement qui y est renfermé est alors occupé à bâtir un domicile pour sa demeure ; il a assez de matière chez lui, sans en recevoir d'ailleurs, pour commencer toutes les parties qui lui sont nécessaires ; il a déjà ménagé ce qu'il y avoit de plus spiritueux, dont il a fait comme une matière de verre fondu, où il a placé le point saillant, *fig.* 8. Il prétend de ce point distribuer la matière et les esprits pour former et nourrir les parties principales qui doivent être fabriquées les premières.

Il ne faut pas s'étonner si, dans la plus pure portion des deux semences unies, il se forme une goutte de sang : des changemens semblables ne sont pas extraordinai-

res dans la nature, ni au-dessus de ses forces, car si les semences de nos parens viennent de la plus pure portion de leur sang,
quelle difficulté y a-t-il de croire qu'elles
ne puissent encore retourner en une substance pareille ? Les alimens, de quelque
couleur qu'ils soient, se changent dans l'estomac en un matière blanche ; et l'artifice
nous fait voir tous les jours du blanc se
changer en rouge, et du rouge en blanc,
par le mélange de diverses liqueurs ; si bien
qu'après cela on ne doit pas s'étonner si,
avec du blanc, l'âme, ou plutôt l'entendement, fait du rouge, et si de la semence de
nos parens il se forme du sang et des humeurs rouges.

Le vingtième jour, la génération s'a-
vance d'une manière surprenante : alors le
cœur bat plus fort qu'auparavant ; et, s'a-
gitant avec force, pour obéir au maître qui
le commande, il commence à frapper doucement le vaisseau, *fig.* 6, où il est renfermé, et à l'irriter par ses petits batte-
mens ; ce conduit, qui en sent l'agitation,
commence aussi à en être ému et à faire de
petits mouvemens péristaltiques et serpentins, pour se décharger, en faveur de la ma-

trice, du riche dépôt que la nature lui a confié.

Cependant le cœur semble alors être partagé en deux parties, qui représentent ou ses petites oreilles ou ses ventricules ; il se meut sans cesse par les esprits et par la fermentation de son sang ; et comme l'âme perfectionne le cœur de son côté, le cœur darde aussi du sien, par ses mouvemens réitérés, un peu de sang dans les petits conduits qu'il forme, à mesure qu'il pousse avec force l'humeur de ses petites cavités ; tellement que l'on aperçoit alors deux petits fils rouges sortir du point saillant, qui se produisent et s'alongent ensuite avec le temps.

Au-dessous du cœur on voit toujours une autre petite vessie un peu pâle, de couleur de corne, comme l'a remarqué Cognatus, qui croît plus que le reste ; et je ne fais aucun doute, ainsi que je l'ai remarqué ailleurs, que ce ne soit le cerveau, qui n'est d'abord fait que pour le cœur, selon la pensée d'Aristote, et qui doit aussi de son côté travailler à la formation des parties spermatiques, comme le cœur fait du sien à la fabrique des sanguines, *fig.* 8.

Le sang avec l'entendement fait toutes
choses dans la formation d'un enfant; et si
dans les premiers mois de la génération il
nous est impossible d'apercevoir du sang qui
vienne des artères de la mère pour la nourriture de l'enfant, cette humeur blanche spermatique et nerveuse, qui y est incessam—
ment portée, ne laisse pas pourtant de le
nourrir, et de venir de la plus pure portion
du sang de la femme. Le sang est fait de
deux sortes de matières, l'une est cuite, et
l'autre est crue : celle-ci n'est autre chose
que le chyle qui n'est pas encore sang, et
qui pourtant est âme de la nature; cette
dernière humeur est la matière qui est abondante dans la femme grosse ou accouchée,
et qui sert à nourrir son enfant ; car cette
matière se filtre par des pores qui lui sont
propres, et sert ensuite à nourrir et à faire
croître l'enfant; outre que la semence de
l'homme, qui a communiqué sa vertu fermentative à toute la masse du sang de la
femme, a rendue liquide et comme fondue,
pour ainsi dire, une partie de son sang, pour
servir aux mêmes usages.

Les cornes de la matrice se remplissent
l'une et l'autre de cette semence, pour four-

nir à l'embryon l'aliment qui lui est alors
le plus convenable : celle qui est vide en est
toute remplie , et l'autre , qui conserve le
précieux trésor de la nature , en est aussi
garnie au côté de la frange , sans que cette
humeur en puisse sortir : elle s'y épaisssit et
s'y embarrasse tellement parmi les fibres ,
qui y sont en grand nombre , que l'extrêmité de ces deux vaisseaux en est entièrement bouchée.

La boule croît chaque jour d'une façon
étonnante ; et comme les semences jetées
en terre s'enflent et se nourrissent par l'humeur qui pénètre leurs membranes , ainsi
la plus subtile portion de la semence de la
femme , qui touche la boule, se fait passage, en forme de sueur, à travers la petite
membrane qui la compose, afin de subve-
nir à ses nécessités. C'est ainsi enfin que le
petit œuf de poule se grossit en descendant
dans l'ovaire, sans qu'il soit attaché à aucune des parties de la poule, ainsi que l'expérience nous le fait voir.

Le vingt-cinquième jour, tout s'avance
encore plus : l'on aperçoit déjà le commencement du poumon et du foie, qui naissent
à l'extrêmité des veines ou des artères ; car

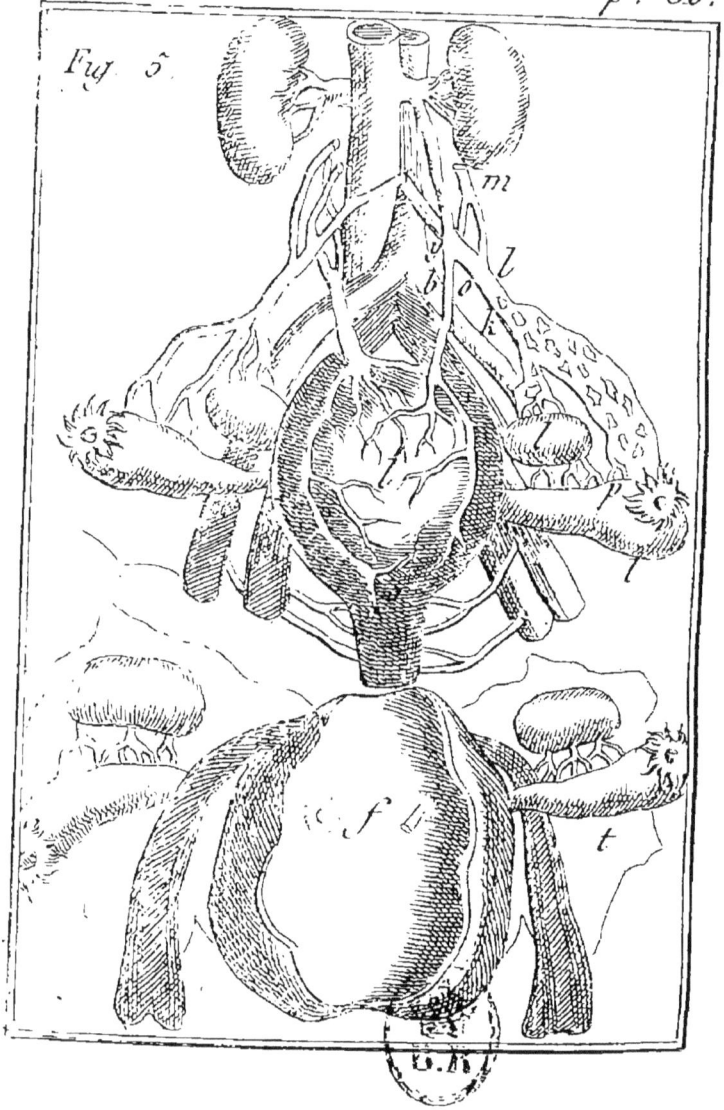

Fig. 5.

Il n'est pas aisé en ce temps-là de dire quels vaisseaux sont ceux que l'on voit, à cause qu'ils sont privés de mouvement. S'il le faut pourtant conjecturer, je pense que ce sont plutôt des artères que des veines. Le poumon et le foie naissent donc à l'extrémité des vaisseaux, comme l'agaric fait sur la mélèse : il paroissent d'abord blanchâtres, par la disposition des fibres que l'entendement a fabriqués, et puis rougeâtres par l'arrosement du sang du cœur.

Bien que l'humeur rouge du cœur croisse de jour en jour, elle n'a pourtant point d'autre matière pour se multiplier qu'une partie délicate de la semence, qui est conservée entre ses membranes, et qui coule des testicules de la femme, ainsi que nous l'avons observé.

On voit clairement, par les démarches de la nature, qu'il se fait du sang avant le poumon et le foie, qu'il y a du mouvement avant que le cerveau soit formé; et que le corps se nourrit et s'augmente avant que l'estomac soit en état de faire le chyle, et les boyaux de le distribuer. On voit même alors des excrémens de la seconde coction; et le foie ne commence pas plutôt à se faire,

III.

que l'on y aperçoit une petite vessie de fiel, distinguée par sa couleur verte.

En ce temps-là la matrice est encore vide dans quantité de femmes, et les règles, qui coulent souvent à quelques jeunes personnes sanguines et pléthorisques, pendant les premières semaines de leur grossesse, ne trouble point alors la génération qui se fait ailleurs. Les vaisseaux du fond de la matrice et ceux de son col donnent, pour l'ordinaire, du sang en plus grande abondance qu'ils n'avoient accoutumé ; et si cela n'arrive point ainsi, ces femmes en sont plus malades, et on les doit quelquefois saigner, de peur que le sang qui séjourne autour de de leurs parties naturelles ne cause quelque désordre à la mère et à l'enfant, et que la matrice, en l'humectant trop, ne puisse plus être capable de recevoir le présent que ces vaisseaux sont sur le point de lui faire. Le trente-neuvième jour, le cerveau s'augmente considérablement, et son eau claire paroît plus abondante qu'auparavant. Le poumon est manifeste, le foie presque fait, la rate est sur le point d'être formée, et les reins commencent à paroître ; mais toutes ces parties sanguines ne sont pas encore tout-à-fait rouges. L'épine du dos et les côtes ressemblent à de petites fibres. Enfin, tout se perfectionne avec une promptitude surprenante. Le cœur, qui n'est pas plus rouge que les autres parties sanguines, a maintenant ses mouvemens plus forts et plus réglés ; il frappe et s'agite avec tant de force, que les vaisseaux éjaculatoires augmentent aussi de leur côté leurs mouvemens serpentins.

L'enfant, qui est renfermé dans la boule animée, croît de telle sorte, qu'il presse fortement le lieu où il est. En effet, il a besoin alors d'un plus grand espace pour avoir la liberté de se perfectionner, et de chercher de la nourriture, qu'il ne trouve pas suffisamment où il est

Enfin, c'est en ce temps-là que quelques femmes grosses des plus sensibles sentent comme le mouvement d'une fourmi dans l'une ou dans l'autre de leurs flancs. Mademoiselle G. , qui a eu beaucoup d'enfans, a toujours senti, le trente ou le trente-unième jour de sa grossesse, le mouvement de l'enfant qu'elle avoit conçu. Cela arrive par la sortie de la boule animée et par le mouvement de l'un des vaisseaux éjacula-

toires qui s'en défait. On peut connoître par
là si ce que porte une femme dans ses entrailles est un garçon ou une fille : le premier étant ordinairement du côté droit et
plutôt formé que l'autre, qui demeure le
plus souvent dans les conduits de la matrice
jusqu'au quarante ou quarante – troisième
jour.

III.

Troisième degré de la Formation de l'homme.

APRÈS que l'âme a fabriqué le cœur pour
y obéir à l'entendement humain, elle le ga-
rantit de toutes parts des embûches qui lui
pourroient être dressées ; elle l'environne
d'abord d'une forte membrane pour le défendre contre les assauts du dedans ; elle lui
fait naître une eau claire et douce pour l'humecter dans ses mouvemens continuels et
quelquefois violens, et fabrique ensuite au
dehors des remparts d'ossemens pour le défendre contre ses ennemis étrangers.

Le premier mois de la lune ne s'est donc
pas plutôt écoulé que le petit enfant change
de place, et tombe dans le vide de la matrice ; là il est reçu et conservé comme le

plus riche trésor de la nature ; et, se sentant doucement pressé, comme par de petites caresses , il semble qu'il s'en réjouisse par les légers mouvemens qu'il commence imperceptiblement à faire à sa mère.

C'est sans doute par ces pressemens que les femmes ont moins de ventre en ce temps-là qu'auparavant ; leurs entrailles se tendent alors et couvent chèrement l'enfant qui vient d'arriver. Il se place donc à l'embouchure du vaisseau duquel il est sorti, si bien qu'il est entre le milieu du fond de la matrice et l'ouverture de son vaisseau éjaculatoire ; cette situation lui est comme contrainte, puisque la cavité de la matrice n'est alors guère plus spacieuse que pour y loger une grosse amande verte.

Cependant toutes les parties de l'embryon ne sont pas encore parfaites : le cœur le poumon, la rate, les reins et les boyaux semblent être suspendus et comme attachés hors de son corps; les yeux sont comme deux petits points noirs marqués à la tête ; l'épine du dos et les côtés paroissent plus forts ; les mains et les pieds commencent à se former ; les vaisseaux se grossissent et s'allongent ; l'on s'aperçoit même de la pro-

duction de ceux du nombril , qui vont chercher dehors de quoi faire vivre cette petite
créature. C'est ce qu'a remarqué Riolan
dans l'enfant d'une femme dont il fit la dissection.

L'embryon se nourrit peu à peu de ce
qu'il choisit entre la membrane qui l'enveloppe, et qui s'élargit de jour en jour par
l'accroissement du petit corps qu'elle renferme ; ce qui n'empêche pourtant pas qu'il
ne sorte de l'une et de l'autre cornes de la
matrice une humeur blanche et spermatique , qui n'a pas jusque-là abandonné le fœtus , et qui lui est tellement nécessaire ,
que sans ce principal aliment je ne doute
point qu'il ne cessât bientôt de vivre.

Mais parce que peut-être on diroit que
j'en impose en rapportant tant de particu-
larités sur la formation de l'homme, comme
si j'avois été le témoin des actions de la nature , j'ai résolu de la confirmer par les
expériences que j'en ai faites , et par celles
que les plus savans médecins m'ont fait remarquer sur ce sujet.

Si l'on peut comparer les animaux avec
l'homme , je puis dire, dans la remarque
que j'ai faite de la nourriture du poulet,

que ce petit animal ne se nourrit d'abord
que du blanc de son œuf; il l'épuise presque entièrement avant que de toucher au
jaune, si bien que le jaune est presque tout
entier quelques jours avant qu'il sorte de sa
coquille. J'en dis de même d'un enfant qui
se nourrit dans les flancs de sa mère : une
matière blanche, qui n'est autre chose que
la semence de la femme, lui sert d'abord de
nourriture; et comme cette matière n'est
pas suffisante pour le nourrir, le sang de la
mère, qui a du rapport au jaune d'œuf, lui
sert aussi de nourriture dans les derniers
mois de sa prison.

Avicenne, l'un des plus curieux observa-
teurs de la nature qui ait jamais paru, autorise cette vérité, lorsqu'il nous rapporte
qu'il « a aperçu le fœtus comme suspendu
» par deux petites attaches spermatiques
» qui sortoient de l'une et de l'autre cornes
» de la matrice; et je ne doute point que
» ce soit par là qu'il se nourrisse avant
» qu'il vive du sang des entrailles de sa
» mère. »

Varole a aussi observé la même chose,
lorsqu'il remarque que « les veines dorsa-
» les du fœtus, qui le suspendent, sortent

» des deux cornes de la matrice, en forme
» de cheveux : ces petites attaches s'effa-
» cent, selon la remarque de ce médecin,
» dès que les vaisseaux du nombril pénè-
» trent la membrane qui environne le fœ-
» tus », et que la matrice commence à
distiller une petite rosée du sang qui forme
la partie charnue de l'arrière-faix, que
Arantio appelle fort proprement le foie de
la matrice.

Pour moi, qui me suis beaucoup appli-
qué à examiner les principes de la formation de l'homme, j'ai remarqué dans la matrice, au commencement de la grossesse de
quelques femmes que j'ai disséquées, des
vaisseaux blancs et lymphatiques parmi de
sanguins : ils descendoient vers son orifice,
et il sembloit qu'ils formoient plusieurs valvules, pour retenir plus aisément l'humeur
qu'ils contenoient.

En ce temps-là le fœtus est gros comme
le pouce; et il paroît de la grosseur d'un
œuf de poule, lorsqu'il est couvert de ses
membranes : sa tête, qui est aussi grosse
que tout le reste du corps, renferme une
substance semblable à du lait caillé; à voir
la bouche fendue, on diroit que c'est un

chien sans nez et sans oreilles. Ses parties
principales ne paroissent plus à découvert :
on distingue alors plus aisément le sexe par
la diversité des parties naturelles, qui sont
faites les dernières. Car l'entendement
ayant un chef-d'œuvre à faire, il étoit bien
juste qu'il y travaillât long-temps avant
que de le perfectionner ; et je ne doute pas
que ce ne soient les grands avantages que
possèdent les parties naturelles, qui en ont
retardé la formation. Le siége de l'âme dis-
tributive, et les parties par lesquelles la volupté se communique à l'homme, et par lesquelles il devient vigoureux, hardi, ingé-
nieux et fécond, ne sé forment pas en peu
de temps comme les autres.

On commence, au second mois de la lune,
à distinguer deux membranes dont l'enfant
est enveloppé : la première qui paroît à nos
yeux, et que les anatomistes appellent chorion, semble avoir été faite par la semence
de l'homme et par sa chaleur naturelle, qui,
agissant sur la semence de la femme lorsqu'elle s'assemble dans l'une des cornes de
la matrice, én a formé une boule ; la seconde est celle qui touche immédiatement
l'enfant, que les mêmes anatomistes ont

III.   N

nommée amnios, à cause de la semence de l'homme et de la femme, par le moyen de la même chaleur, dont l'entendement s'est d'abord servi pour faire la petite vessie diaphane et transparente que nous avons remarquée au commencement de la conception.

Ces deux membranes renferment donc l'enfant; et parce qu'elles croissent peu à peu, à mesure que l'enfant se nourrit, elles pressent aussi et élargissent également la matrice. La membrane externe, touchant fortement son fond, se joint et se colle à la superficie interne de cette partie-là par un peu de sang qui en coule goutte à goutte : ce sang, en se caillant, par la vertu de la semence de l'homme, devient clair, et reçoit les vaisseaux que l'enfant y pousse pour y puiser l'aliment qui lui est convenable sur la fin de sa prison.

Deux artères sortent des iliaques du petit enfant; une veine les accompagne, qui vient de la cavité du foie; et ces trois vaisseaux, se trouvant unis à son nombril avec le lien qui suspend la vessie, font tout ensemble ce que les sages-femmes appellent le cordon, qui n'est autre chose que l'étui

des artères et des veines de l'enfant, alongées : les artères en évacuent le sang superflu, et vont donner du mouvement et communiquer de la chaleur et des esprits au sang
qui se trouve dans la partie charnue de l'arrière-faix; la veine, qui est souvent double,
porte du fond de la matrice dans le foie de
l'enfant l'humeur qu'elle y a puisée, afin
que cette humeur soit encore perfectionnée
et épurée avant que de passer par le cœur
de l'enfant.

IV.

Quatrième et dernier degré de la forma-
mation de l'homme.

L'INTELLIGENCE travaille si proprement à son heureuse composition, que si
nous avions la faculté de la voir agir de jour
en jour, nous y remarquerions à chaque
moment quelque chose de nouveau.

Les membranes qui enveloppent l'enfant
ont, dans le troisième mois de la lune, de
la grosseur du poing, et le chorion commence déjà à se coller au fond de la matrice; mais de telle sorte qu'il n'empêche
point l'écoulement des humeurs qui viennent des vaisseaux éjaculatoires. Si cela n'é-

toit pas de la sorte, quelle apparence y au-
roit-il que les matières blanches et spermatiques dont l'enfant se nourrit encore, en
pussent sortir incessamment?

Quoique l'on ne demeure point d'accord des vaisseaux qui portent cette matière blanche à l'enfant, cependant on doit
croire qu'il y en a, puisque les humeurs qui
sont renfermées dans le chorion et dans
l'amnios ont servi jusqu'alors de matières à
former toutes les parties de l'enfant, et puis
à le nourrir pendant tout ce temps-là : si
bien que l'on peut conjecturer que ces humeurs spermatiques se seroient épuisées si
elles n'avoient été rafraichies par d'autres,
et je ne doute pas que les attaches spermatiques et les racines dorsales d'Avicenne et
de Varole ne soient les vaisseaux qui portent au fœtus la semence de la femme pour
le nourrir; car de s'aller persuader qu'il se
nourrisse d'abord du sang de sa mère, c'est
ce que je ne saurois croire, non plus que
Gallien et Fernel.

Si le sang des règles est retenu quelques
jours dans une femme vide, l'expérience
nous montre qu'il se corrompt, et qu'il fait
dans le corps de la femme tant de désordre

en peu de temps, qu'il y met une disposition à toutes sortes de maladies; A plus
forte raison, s'il est retenu plusieurs mois
dans une femme grosse, il sera moins capable de nourrir un enfant délicat qui ne s'est
jusque-là entretenu que d'alimens fort purs
et bien préparés.

Ce sang superflu s'écoule donc les premiers jours de la grossesse en partie par les
règles de quelques jeunes femmes sanguines : pour les autres qui ne se purgent pas
ainsi, la partie la plus mauvaise demeure
dans leurs veines, pour leur faire passer
misérablement tout le temps de leur grossesse, à moins qu'elles ne soient extrêmement fortes pour y résister. Cependant la
nature, qui ménage sagement ses productions, dissipe ce mauvais sang des femmes,
ou bien elle en évacue les excrémens par la
bouche en vomissant, ou par les autres lieux
destinés à cet usage. Pour l'autre, qui en est
la meilleure partie, elle la change en matière blanche pour la nourriture de l'enfant,
comme nous allons le prouver.

La semence de l'homme n'a pas seulement la vertu d'être la principale matière,
de la génération, elle rend encore la se-

III.

mence des femmes fécondes par ses esprits,
qui se brouillent parmi toute la masse de
leur sang : car quelle apparence que, dans la
plupart des femmes qui ne sont pas ordinairement réglées les premiers mois de leur
grossesse, le sang des règles ne fît pas de désordres, s'il n'étoit changé en semence par
la faculté fermentative et particulière de
l'homme ? et quel moyen encore que la
femme pût engendrer tant d'humeurs blanches durant les premiers mois de sa grossesse, pour former et nourrir son enfant,
si le sang des règles, comme en étant la
première matière, ne servoit à cet usage ?

La semence de l'homme, qui change en
lait le sang qui reste après que la femme
grosse s'en est nourrie, change aussi en matière blanche et spermatique le même sang,
pour servir de nourriture à l'enfant qu'elle
porte dans ses entrailles.

1. Presque tous les médecins ont cru,
les uns après les autres, que l'humeur claire
qui est contenue dans l'amnios étoit la sueur
de l'enfant, et que celle que renfermoit le
chorion en étoit l'urine : et parce qu'ils n'ont
pu découvrir l'origine ni l'usage de ces liqueurs, ils ont accommodé la nature à leurs

pensées, et se sont imaginés que les choses étoient autres qu'elles ne sont véritablement; c'est pourquoi ils ont fait passer l'ouraque, qui est le suspensoir de la vessie, jusqu'au-delà de l'amnios, afin de porter l'urine dans la cavité du chorion; au lieu que ce lieu se termine seulement au nombril, et qu'il n'est jamais troué que contre les ordres de la nature, ainsi que l'expérience nous le fait connoître.

2. En second lieu, d'où pourroient venir cette urine et cette sueur dans un fœtus qui n'a pas encore de reins fabriqués, ni de vessie formée, et qui ne s'exerce pas avec assez de violence pour suer?

3. D'ailleurs, le petit oiseau qui est renfermé dans sa coquille, qui ne sue et qui n'urine jamais, a pourtant ces deux humeurs séparées; et pour ne parler ici que du poulet, après que l'œuf dans lequel il est renfermé a été couvé pendant huit ou dix jours, on y remarque dans l'une de ses membranes une humeur fort claire, que l'on appelle le lait de l'œuf, et dans l'autre une matière un peu plus épaisse, que l'on nomme le blanc.

4. Au reste, si ces matières étoient de

l'urine et de la sueur, qu'est-ce qui auroit la vertu de les conserver sans se corrompre, et sans corrompre les enfans, pendant tout le temps qu'ils demeurent dans les flancs de leurs mères?

Il faut donc avouer que les humeurs renfermées entre les membranes du fœtus sont plutôt son aliment que l'excrément de son petit corps.

5. S'il faut prouver cette opinion par l'axiome des philosophes, on peut dire que nous devons d'abord nous nourrir de semence, puisque nous en avons été formés; car, outre qu'au commencement nous ne découvrons point de vaisseaux qui portent du sang de la mère au fœtus, le sang des règles, comme nous l'avons dit, est une nourriture trop éloignée pour se changer dans les parties d'un petit corps tendre : mais quand l'enfant est accompli, et qu'il a changé de tempérament, c'est alors qu'il a besoin de plus d'aliment et du sang des règles, qui est une autre sorte de nourriture qui lui vient de la chair de l'arrièrefaix.

6. D'ailleurs, les semences étant des émanations et des extraits de la plus pure par-

tie du sang de nos parens, quel inconvénient y a-t-il à croire qu'elles ne puissent encore devenir sang, puisque la goutte de sang qui paroît quelques jours après la conception, est engendrée de semence et multipliée par cette même matière ?

7. L'expérience nous fait voir que tous les oiseaux se nourrissent d'abord du blanc de leur œuf par les veines qui y sont distribuées, et que cet nourriture leur manquant, ce qui arrive sur la fin de leur prison, ils se servent du jaune que l'on trouve attaché à leur nombril huit ou dix jours après qu'ils sont sortis de leur coquille. Si le sang des règles a du rapport au jaune, et la semence de la femme au blanc de l'œuf, ne devons-nous pas croire que les enfans se nourrissent d'abord de la semence de leur mère, puis de leur sang sur la fin de la grossesse ?

8. Nous trouvons dans l'amnios une humeur claire, douce et agréable au goût, que la nature a ainsi préparée pour servir d'aliment prochain à l'enfant, et dans le chorion une autre matière un peu plus épaisse qui en est l'aliment le plus éloigné. L'une et l'autre de ces matières se figent et se caillent quand

on les expose au feu, si bien que l'on ne se
tromperoit point, si l'on croyoit qu'elles
ont les mêmes qualités et les mêmes usages
que le blanc de l'œuf à l'égard des oiseaux :
car si le blanc nourrit le poulet, ainsi que
nous l'avons remarqué, je ne vois point de
raison pourquoi cette humeur blanche de la
femme ne pourroit pas aussi servir de nourriture à l'enfant, et avoir de pareils usages.
Il ne faut pas douter, selon le sentiment
d'Hippocrate, que la matière claire de
l'amnios ne pénètre le corps tendre de l'enfant, que sa bouche ne la suce, que son go-
sier ne l'attire, que son estomac ne la re-
çoive, puisque nous trouvons dans l'estomac des enfans nouveaux nés une matière
chyleuse, et dans leurs gros boyaux des
excrémens noirs.

9. Après tout, on doit être persuadé que
l'enfant, pendant tout le temps qu'il demeure
dans le ventre de sa mère, se nourrit des
humeurs qui se trouvent renfermées dans
ses membranes : car qui lui auroit appris,
dès qu'il est né, de prendre et de sucer la
mamelle de sa mère, si auparavant il n'en
avoit appris l'usage et le métier, lorsqu'il
étoit dans ses entrailles ?

On doit donc conclure, de tout ce que nous venons de dire que les humeurs contenues dans les deux membranes qui enveloppent le fœtus ne sont pas de purs excrémens, mais la matière pour le former, ou pour le nourrir.

Si nous avions des observations de tous les mois, nous aurions sans doute plus de lumières que nous n'en avons pour connoître de quelle façon la nature agit lorsqu'elle nous forme ; et si les médecins vouloient se donner un peu plus de peine qu'ils ne font ordinairement, je me persuade que dans peu de temps nous ferions des découvertes qui nous apprendroient des choses admirables touchant la formation de l'homme.

Il y a environ six ans que je fis ouvrir une femme qui étoit morte grosse de quatre mois, et après avoir coupé les deux membranes qui couvroient l'enfant, j'aperçus que tous ses petits membres étoient distingués ; que la tête étoit plus grosse à proportion que tout le reste du corps ; que son cerveau étoit comme du lait caillé, avec quelques fibres rouges qui le traversoient ; que ses yeux manquoient de paupières ;

son nez, de chair; sa bouche, de lèvres;
et son visage, de joues; que sa poitrine étoit
divisée en trois cavités presque égales; la
fagonc étoit placée dans la plus haute; cette
partie étoit beaucoup plus grosse que dans
les hommes parfaits, et étoit pleine d'une
liqueur blanche comme du lait. Le poumon,
le foie, la rate et les reins qui étoient tous
d'un rouge mourant, occupoient la capa-
cité inférieure; et le cœur, renfermé dans
son péricrâne, étoit dans celle du milieu;
cette dernière partie sembloit être double
par la tumeur de son ventricule droit et de
ses deux petites oreilles; l'estomac étoit
rempli d'une humeur un peu épaisse, semblable en quelque façon à celle que renfermoit l'amnios; les petits boyaux contenoient une matière chyleuse, et les gros
en renfermoient une autre un peu noire,
qui étoit de la consistance d'un opiat liquide; le boyau cœcum n'étoit qu'une ap-
pendice non plus que dans les hommes; il
ne formoit pas un second intestin, comme
on l'aperçoit dans les pourceaux; il y avoit
un peu d'urine dans la vessie, et un peu de
bile dans la vésicule du fiel; la coëffe sembloit être une petite nuée qui flottoit sur

les boyaux dans le haut du ventre ; les reins
étoient divisés en plusieurs petites boules,
comme sont ceux des veaux, et par-dessus
on observoit dans la graisse d'autres parties rougeâtres et comme glanduleuses, que
l'artère adipeuse arrosoit, qui étoit aussi
grosse que l'émulgente; les testicules étoient
dans le ventre, car c'étoit un garçon, au
même lieu que ceux des femmes, un peu
au-dessus des reins ; les pieds et les mains
commençoient à se garnir d'ongles, et les
muscles paroissoient rouges par le sang dont
ils s'étoient apparemment déjà nourris ; le
chorion étoit comme collé à quelque sang
caillé qui sortoit du fond de la matrice,
de la même manière que nous voyons un
potiron attaché à un arbre ou à la racine
d'un chardon qui l'engendre. Je remarquai
encore que les vaisseaux ombilicaux ve-
noient du bas, et s'alongeoient en haut,
après avoir percé les deux membranes de
l'enfant, pour se joindre au milieu de la
partie charnue de l'arrière-faix ; ce qui eût
été fait apparemment dans huit ou dix jours,
si la mère ne fût morte avant l'enfant. Je
trouvai aussi beaucoup de matière blanche
et mucilagineuse entre les membranes de

III.   O

l'enfant et de la matrice; et après avoir coupé
moi-même un des vaisseaux éjaculatoires
de cette femme , qui étoit gros comme le
doigt , il me parut rempli d'une matière
blanche qui ressembloit à la semence d'une
femme. La matrice , dans son fond , étoit
épaisse d'un pouce , et spongieuse comme
une éponge : j'y aperçus des varices en assez
grand nombre , et quelques veines remplies
d'un suc blanc , qui étoit visqueux en plusieurs endroits.

Ce qui sert à l'enfant pour son ornement
et pour sa défense est formé dans cinq ou
six mois : les cheveux percent alors la peau,
et l'on voit venir les ongles aux mains et
aux pieds ; les paupières commençoient à
couvrir les yeux , le nez à se garnir de peau,
les muscles buccinateurs qui font les joues,
à rougir, et les lèvres sont les dernières parties à se former : on aperçoit encore alors
les oreilles imparfaites , et l'on commence
à voir la poitrine qui se distingue des parties basses par le diaphragme qui se forme.

Pendant que toutes ces parties s'avancent
de la sorte , celles que nous appelions principales et nécessaires à la vie se perfec-
tionnent et s'accomplissent aussi : le cho-

rion est attaché plus qu'auparavant à la partie charnue de l'arrière-faix, qui est de la hauteur d'un travers de doigt, et qui reçoit déjà l'insertion des vaisseaux ombilicaux ; ces vaisseaux commencent à y puiser la matière qui contribue à nourrir l'enfant, qui est déjà assez grand pour avoir besoin de plus de nourriture qu'auparavant.

En effet, Riolan me confirme dans mon opinion par une histoire qu'il rapporte d'une femme grosse de cinq mois, dont il fit la dissection en l'an 1612 : ses testicules étoient plats, blanchâtres et comme attachés au milieu du dehors de la matrice ; les cornes de cette partie étoient grosses comme le doigt, mais la droite l'étoit plus que l'autre, et toutes deux étoient remplies d'une humeur blanche ; son col étoit dur et calleux, et cependant humecté d'une matière gluante ; la partie charnue de l'arrière-faix étoit épaisse d'un travers de doigt, joint au fond de la matrice par de petites fibres.

Cette histoire nous fait connoître que cet enfant étoit sorti de la corne droite de la matrice, puisqu'elle étoit beaucoup plus élargie que l'autre ; que ses vaisseaux éjaculatoires ne seroient pas si gros, et ne

contiendroient pas une si grande quantité
de matière blanche, si cette matière n'avoit
ses usages particuliers; savoir, de nourrir
l'enfant dans ses premiers mois, et d'y contribuer encore dans ses derniers. Enfin, que
l'enfant ayant communication avec la partie
charnue de l'arrière-faix, il fait conjecturer
qu'il se nourrit de différens alimens.

La chair de l'arrière-faix est un sang figé
par la semence de la femme, qui a été rendue féconde par les esprits de la semence
de l'homme: cette chair n'est pas semblable
à celle des viscères, elle se déchire aisément
avec les ongles, sa mollesse et sa substance spongieuse en étant une des principales causes; c'est ce qui la rend si prompte à
s'abreuver du sang qui se distille incessamment en forme de rosée par les petites artères de la matrice; sa figure est convexe
du côté qu'elle touche cette partie-là; elle
a des fentes, des sinus, ou des inégalités
qui l'empêchent d'être suffoquée par les
humeurs qui pourroient lui être communiquées en abondance du côté de la matrice;
toute sa substance est pleine de vaisseaux,
qui sont plutôt des artères que des veines,
afin d'atténuer et d'inciser le sang qui a servi

une fois de nourriture à l'enfant, et rectifier celui qui vient de nouveau du côté de la mère. Ces vaisseaux sont des productions de ceux de l'enfant, que son intelligence a poussés jusque dans l'arrière-faix, pour y chercher de quoi nourrir la petite créature qu'elle a formée.

Si la matrice ouvre de son côté huit ou dix petites artères pour distribuer du sang goutte à goutte à la chair de l'arrière-faix, cette chair en a poussé plus de quarante dans le fond de la matrice; et ainsi les femmes qui accouchent ne courent pas ordinairement tant de risque de perdre la vie qu'on se le persuade, par l'épanchement du sang de leurs vidanges, puisqu'il y a de leur côté si peu de vaisseaux ouverts.

L'enfant est situé de telle façon dans les entrailles de sa mère, que ses vaisseaux ombilicaux montent en haut pour chercher de quoi vivre, comme fait le germe d'une semence qui cherche l'air; ils sont fortifiés d'une membrane épaisse et gluante, qui est une production de la peau du ventre de l'enfant et des autres membranes communes. Après que ces membranes se sont alongées de la longueur d'environ cinq pieds, elles

III.

se jettent dans le milieu de la chair de l'arrière-faix ; les autres s'y font faire place par le mouvement de leur sang qui raréfie et subtilise l'humeur qui s'y rencontre, qui n'est pas ordinairement trop bonne; et après lui avoir imprimé son mouvement il la fait promptement passer dans la veine qui est renfermée dans le même étui ; cette veine a, de distance en distance, des petites valvules, pour empêcher que le sang ne coule avec trop de précipitation et qu'il ne suffoque l'enfant ; c'est par ces petits nœuds que les matrones devinent ce qui doit arriver à la mère ; et c'est aussi contre ce pronostic que saint Chrysostôme parle d'un ton si haut et si éloquent.

Si l'on veut savoir comment circule le sang dans la chair de l'arrière-faix , et comment il se communique à l'enfant, l'on n'a qu'à lier le cordon , et l'on verra que la veine s'enfle du côté de l'arrière-faix et que l'artère bat du côté de l'enfant ; et ainsi l'on n'aura plus de doute sur le mouvement de ses humeurs.

Nous avons sujet d'admirer la situation de l'enfant dans le corps de la femme : il a la tête en bas, selon les lois de la nature ,

afin d'être prêt à sortir quand il en sera question, la grosseur et la pesanteur de sa tête
lui faisant garder toujours cette posture ;
son visage est tourné vers le dos de sa mère :
son nez est entre ses genoux, et il a ses deux
poings près de ses joues ; ses coudes touchent ses cuisses, et ses talons ses fesses ;
si bien qu'il demeure neuf mois en cette
posture souvent en dormant, et quelquefois
en veillant et en s'agitant avec assez de vigueur : car quoique les nerfs des enfans ne
soient pas durs, ils sont pourtant aussi gros
et même plus gros que les nôtres, et assez
capables de causer des mouvemens sensibles.

Au commencement du dixième mois de
la lune, l'enfant est dans son entière perfection ; toutes ses parties sont accomplies, et
il n'aspire qu'à sa liberté. La liqueur dans
laquelle il nage, devient vieille et corrompue, parce que, d'un côté, il en a pris le
meilleur pour se nourrir depuis le commencement de sa vie ; et que, de l'autre, il s'y
est mêlé une infinité d'excrémens qui l'ont
infectée. Son urine, qui sort de ses parties
naturelles et non d'ailleurs, et les ordures
de sa peau ont corrompu cette liqueur : c'est

un prisonnier infecté de l'air de la basse-
fosse; il brise ses liens, et fait un effort pour
aller ailleurs chercher une demeure plus
commode. Son estomac ne peut plus souffrir une liqueur corrompue qui fait de mauvaises impressions sur son cœur, et qui altère ses esprits. Peut-être est-ce pour cela
que, depuis le milieu jusqu'à la fin de la
grossesse de la mère, sa nature lui a fourni
du sang assaisonné de la manière qu'il le
faut pour éviter la mauvaise nourriture des
liqueurs renfermées entre les membranes
de l'arrière-faix. C'est en ce temps-là que
l'orifice interne de la matrice, qui ressembloit, au commencement de la grossesse,
au museau d'un chien naissant, ou plutôt
d'une poule, n'est plus qu'un petit bourlet,
et encore est-il effacé par l'élargissement de
la matrice; ce qui est le plus sûr et le plus
véritable signe de l'approche des couches.

Ces liqueurs, qui sont devenues des excrémens, ne manquent pourtant pas d'usages: elles s'opposent d'un côté aux accidens
externes qui pourroient lui causer la mort,
lorsqu'il est encore dans les flancs de sa
mère; et de l'autre elles doivent un jour fa-

ciliter l'accouchement, en humectant les parties naturelles de la femme.

Il y a encore une autre cause de l'accouchement, qui est aussi naturelle que celle dont nous venons de parler. La chaleur qui réside dans notre cœur ne peut durer long-temps, si elle n'est éventée et si elle ne se décharge de temps en temps des excrémens vaporeux qu'elle engendre : lorsque ce feu est venu à un dégré de force, qu'il ne peut plus souffrir d'accroissemens sans courir risque de périr par la suffocation, le cœur de l'enfant en seroit bientôt étouffé si , en se dégageant des liens dont il est attaché , il ne cherchoit ailleurs de quoi se raffraîchir par le moyen de l'air que ses poumons doivent respirer : c'est aussi pour cela que l'on a quelquefois entendu le cri de quelques enfans qui étoient encore dans le ventre de leurs mères, comme voulant respirer avant que d'être nés ; cette cause, aussi bien que l'autre, oblige les enfans de sortir pour se donner la liberté : ce n'est pas qu'il manquent alors de nourriture , puisqu'il leur en vient suffisamment du côté du cordon.

C'est donc l'enfant , qui par ses efforts , donne le branle à l'accouchement; c'est lui

qui brise ses liens et les membranes qui
l'embrassent ; c'est lui qui veut vivre tout
seul, et qui a dessein de se servir de la nourriture : pour cela il frappe fortement les entrailles de sa mère, qui étant extrêmement
sensibles sont obligées de s'élever contre lui
et de le chasser dehors. Il cause donc les
premiers efforts, et la mère les achève ; car
dans l'accouchement, lorsqu'il est dans le
pas, la tête sortie, il est souvent si étonné
de ses propres efforts et de ceux de sa mère,
qu'il n'y a alors que la femme qui agisse
pour le mettre dehors par la violente agitation des muscles de son ventre.

Quelques-uns ne peuvent croire qu'un enfant puisse demeurer dans les flancs de sa
mère sans respirer, parce que, disent-ils,
la vie est tellement unie à la respiration, que
nous cessons de vivre, lorsque nous cessons de respirer.

Mais s'ils avoient exactement considéré
les poumons des enfans de huit ou neuf mois,
ils seroient convaincus du contraire : ils auroient observé que le poumon ne fait pas
alors les actions qu'il fait dans les hommes
parfaits, car, dans les enfans, cette partie
se nourrit sans se mouvoir, ainsi que la cou-

leur de la substance nous le marque, ils auroient encore appris que le sang ne circule
pas dans le poumon comme dans le nôtre,
puisqu'il passe par le trou ovalaire du
septum ou de l'entre-deux du cœur, ainsi
que l'a fort bien remarqué Botal.

Au reste, si quelques animaux parfaits
vivent sans respirer, ainsi que font la plupart des poissons, ne pouvons-nous pas
croire que les enfans peuvent bien vivre
quelque temps sans respirer ? L'eau de la
mer rafraîchit le cœur des poissons, et fait
la même fonction dans leur poumon que
l'air dans le nôtre, et l'enfant qui nage aussi
parmi les eaux, se rafraîchit par-là, et se
tempère la chaleur, qui est d'abord assez
modérée, si bien qu'alors il n'est pas nécessaire qu'il respire jusqu'à ce que sa petite
chaleur naturelle et le petit feu de son cœur
soient augmentés, et l'aient obligé de rompre ses liens pour chercher sa liberté.

On peut encore ajouter à cela que les alimens dont ils se nourrit sont plus épurés et
moins chargés d'excrémens que ceux dont
nous nous nourrissons ; car toutes les parties nourricières de la mère les nettoient de
leurs ordures, et les filtrent pour les épu-

rer davantage ; le foie de l'arrière - faix les
coule dans sa chair spongieuse, et les viscères de l'enfant les corrigent encore si bien,
qu'après cela les alimens sont purs et n'ont
pas besoin d'être encore épurés par la respiration ; son cœur n'est pas si incommodé
des vapeurs fuligineuses du sang, et il peut
faire son action sans avoir besoin de respiration comme la nôtre.

Après que l'enfant est né, et que l'arrière-faix est sorti selon les lois de la nature,
la matrice, qui est tout ouverte alors, se
referme incontinent, et trois heures après
on n'y sauroit mettre la main. C'est ce qui
m'a causé souvent de l'admiration, aussi
bien que la verge de l'homme, qui,
étant roide pour engendrer, devient si flé-
trie et si petite après son action, qu'en hi-
ver on auroit quelquefois de la peine
à la trouver : ce sont des coups de la
nature, qui est admirable dans toutes ses
actions, et qui fait plus paroître sa puissance
et ses merveilles dans la production de
l'homme et des animaux, que dans toute
autre occasion.

CHAPITRE V.

Du Faux Germe et du Fardeau.

La nature, dans ses ouvrages, se propose toujours une fin ; elle n'entreprend jamais de génération qu'elle n'ait un principe certain et déterminé : si elle manque quelquefois à faire ce qu'elle s'est proposé, il faut plutôt en accuser les causes qui concourent avec elle, que de publier qu'elle s'est trompée. Si quelquefois elle ne fait point dans les femmes de véritable conception, on ne doit attribuer la faute qu'à la matière sur laquelle elle travaille, qui n'est point disposée à faire des générations humaines. Tant de conditions sont nécessaires pour faire un enfant, que s'il en manque quelqu'une, il n'en faut attendre qu'un faux germe ou un fardeau, ou tous les deux ensemble ; et pour parler en particulier sur cette matière, qui me paroît fort difficile, on me permettra seulement de l'ébaucher sans l'examiner à fond, n'ayant lu aucun

auteur, si l'on en excepte Valleriola qui en
dit quelque chose, qui m'ait indiqué comment se font les irrégularités de la génération.

Je ne parle point ici des monstres qui
sont des choses extraordinaires dans la nature, et qui ne viennent point de la conception ni des semences des sexes humains ;
mais je parle des erreurs de la conception,
qui sont faites par le défaut et les maladies
de la semence, ou par l'abondance et la
mauvaise qualité du sang des règles : car la
véritable, aussi bien que la fausse conception, se fait par le mélange de la semence de
l'homme et de la femme, ainsi que nous
l'avons prouvé ailleurs, et que nous le ferons encore voir dans la suite de ce discours.

La femme n'a pas la puissance de se polluer comme l'homme, ni de se décharger
de la semence superflue ; elle la garde quelquefois fort long-temps dans ses testicules
ou dans les cornes de sa matrice, où elle se
corrompt et devient jaune, trouble ou
puante, de blanche et de claire qu'elle étoit
auparavant ; au lieu que l'homme se polluant souvent, même pendant le sommeil,

la semence est toujours nouvelle, et ne demeure jamais dans ses conduits pour s'y
corrompre, à moins qu'il ne soit incommodé : alors sa maladie la rend souvent in-
féconde ; et si elle est en ce temps-là communiquée à une femme saine et fertile, ou
elle ne cause point de génération, ou, si
elle en cause, elle en fait un enfant malade et valétudinaire.

1. Tous les vices et irrégularités de la
conception viennent donc plutôt du côté de
la femme que de l'homme : si par hasard la
semence de l'homme rencontre la semence
corrompue de la femme, il ne faut pas alors
en espérer de véritable conception : la semence de l'homme a beau avoir toutes les
qualités nécessaires pour engendrer, elle ne
peut néanmoins produire un enfant si elle
trouve des humeurs qui la rendent incapable de faire son action naturelle ; si dans la
matrice elle se mêle avec une sérosité corrompue et violente qui détruit son âme,
que Gallien appelle esprit génitif ; et si enfin, entrant dans l'une de ses cornes et se
communiquant à la semence de la femme,
elle la rencontre trouble et incapable de recevoir ses impressions : car q .. le apparence

y a-t-il que la semence de la femme soit
émue par les esprits actifs de celle de l'homme et qu'elle en soit comme caillée, pour
me servir de l'expression de l'Ecriture, si
elle-même manque d'esprits, et si elle a
perdu par sa corruption ce qu'elle avoit de
meilleur et de plus actif?

Cependant la nature, qui n'est jamais
dans l'oisiveté, ne laisse pas d'agir incessamment, et, par le moyen des esprits de
la semence de l'homme, d'agiter en quelque façon la semence corrompue de la femme, qui, n'ayant nulle disposition à former
les parties d'un enfant, s'enfle seulement,
se multiplie et se fermente en quelque façon.

Après quelques semaines, la boule ainsi
enflée est jetée par le mouvement de la
trompe, dans la cavité de la matrice, où
elle s'enfle encore davantage ; elle est là en-
tretenue et fomentée par des humeurs sé-
reuses qui pénètrent les pores de la membrane, et qui lui communiquent de quoi la
faire croître.

Deux mois et demi, trois ou quatre mois
au plus, ne sont pas plutôt écoulés, que la
nature, voyant qu'elle travaille en vain sur

une matière qui n'est point propre pour
être animée, se défait enfin de ce faux
germe par des efforts et des douleurs in-
supportables, et par des accidens irréguliers ; car la femme qui le porte se sent
plus grosse et plus incommodée que si elle
avoit conçu un enfant, et la matrice, pendant le temps de la fausse grossesse, faisant
tomber dans son fond une rosée continuelle
de sang, s'épuise peu à peu elle-même, et
ne pouvant être retenue par une boule
inanimée ; enfin, après le temps prescrit
par la nature, ce faux germe sort quelquefois aussi gros que le poing, comme l'expérience me l'a montré : il est couvert d'une
peau assez dure, qui n'est autre chose que
la membrane qui enveloppoit la semence de
la femme lorsqu'elle étoit dans l'une des
cornes de la matrice. Si l'on coupe cette
boule, on y trouve une humeur jaune et
corrompue, souvent semblable à de la bouil-
lie ; et cette humeur n'est que la semence
de la femme, qui avoit de mauvaise qualités, et qui a été ensuite fomentée et entre-
tenue par une semblable matière.

2. La seconde espèce du faux germe est
d'une autre figure, et s'engendre d'une autre

III.

sorte : l'esprit génitif qui réside dans la semence de l'homme, quelque sain et quelque actif qu'il puisse être, est presque étouffé
par le mélange des humeurs crues et séreu-
ses qu'il rencontre quelquefois dans la matrice, dès qu'il est rentré; si bien que se
coulant ensuite dans l'une de ses cornes,
il ne peut s'y faire aucune production, s'il y
trouve de pareilles liqueurs qui soient re-
belles à son impression : d'où vient qu'il ne
faut pas s'étonner s'il ne peut imprimer son
caractère sur des matières si irrégulières,
et s'il se fait un faux germe ou une fausse
conception. Il sort seulement de la semence
de l'homme ainsi mêlée de quelques esprits
foibles et languissans, qui, pénétrant plusieurs boules et le corps même de la femme,
mettent plutôt ses humeurs en mouvement
qu'ils n'en entreprennent de génération.

Les esprits de la semence de l'homme,
ne pouvant donc agiter la semence de la
femme, ne laissent pas de pénétrer jusque
dans la masse de son sang, qu'ils excitent
tant soit peu, et qu'ils font suffisamment
fermenter pour faire dégoutter dans la cavité des cornes plusieurs gouttes de semence, dont plusieurs boules sont formées. Ces

boules, qui n'ont pas tout ce qu'il faut pour la génération, sont successivement chassées dans la cavité de la matrice, après que la chaleur naturelle a fabriqué une petite peau mince à chacune d'elles, comme le feu du four produit la croûte du pain.

Quelque temps ne s'est pas plutôt écoulé, que toutes ces petites boules, se joignant les unes aux autres par de petites fibres, font la grappe du faux germe, ou un corps à-peu-près semblable à la chair du cou du dinde. Ces fibres charnues sont produites par quelques gouttes du sang qui sort plus ou moins abondamment du fond de la matrice, dans le second ou le troisième mois de la fausse grossesse.

Je ne saurois prouver plus clairement ce que je dis, que par l'histoire de mademoiselle L..., que je ne veux pas répéter ici, et que j'ai rapportée tout au long chapitre précédent, art. 6 *fig.* 7. Ce que dit Valleriola sur cette matière, de Loison et de la femme Georges, confirme encore ma pensée. La première, après six mois de grossesse apparente, rendit une grosse grappe membraneuse à laquelle une infinité de petites boules, semblables à des œufs de poisson, étoient attach es ; elles contenoient une humeur qui étoient devenue jaune, trouble et puante, par un trop long séjour.

La nature ne peut souffrir long-temps ces fausses générations : elle s'en défait quand elle le juge à propos, par des douleurs et des tranchées différentes de celles des véritables accouchemens ; car ce faux germe, aussi bien que l'autre, ne séjourne guère plus de quatre mois dans la matrice, sans se corrompre ; et s'il y demeure jusqu'au cinquième, sixième ou septième mois, qui est le plus long séjour de ces faux germes, l'expérience m'a appris que leurs humeurs ne sont plus claires ni blanches, mais jaunes, troubles, corrompues ou puantes.

3. La troisième espèce de faux germe est un faux germe animé : je le nomme ainsi, parce qu'il ne représente pas la figure d'un homme, mais quelque autre animal. Il se forme de cette sorte.

La semence qui est renfermée dans l'une des cornes de la matrice d'une femme ne contient pas toujours des matières entièrement corrompues et incapables de recevoir les impressions de la semence de l'homme,

o comme dans le premier et le second faux
germe ; elle ne conserve pas aussi des matières pures comme dans la véritable conception : mais il arrive quelquefois que la liqueur de la boule est mêlée de bonnes et de
mauvaises humeurs, comme nous voyons
de bon et de mauvais sang sortir d'une veine
piquée : si bien que dans cette boule il y a
des liqueurs flexibles et fécondes, et d'autres étrangères et incapables de recevoir le
caractère que peut leur imprimer la semence
de l'homme.

Quelque forte et quelque active que soit
cette semence, elle ne peut communiquer
sa vertu qu'aux matières disposées à recevoir son impression ; de sorte que si la semence de la femme et les esprits de cette
même semence sont en petite quantité, et
qu'outre cela ils soient en partie inflexibles,
irréguliers et languissant, quelle apparence
y a-t-il qu'ils deviennent fertiles, et qu'ils
s'en fasse une véritable conception ?

Il ne faut pas imaginer que l'intelligence
se mette en peine de fabriquer le corps de
ce faux germe. Dieu n'envoie point une
âme immatérielle et incorruptible dans le
corps de ce qui n'est point homme ; mais

toute la fabrique de ce corps doit être attri-
buée à l'âme qui réside dans la semence de
l'homme, qui agit comme elle peut, en suivant les ordres que la nature lui a prescrits.

Cette âme donc, que l'on peut appeler
humaine, se voyant obligée, par la nécessité de son essence, de faire un corps de la
matière qu'elle rencontre, s'acquitte de son
devoir, et travaille incessamment sur cette
matière inégale pour en faire quelque génération : car, comme la nature veille incessamment à la perpétuité des hommes, elle
aime beaucoup mieux faire travailler les
agens sur quelque matière que ce soit, que
de les laisser en repos ; c'est ce qu'elle fait
dans cette occasion. Le défaut de matière
ne l'empêche point d'agir ; et bien qu'elle
en manque pour former un enfant entier,
et qu'elle ne trouve point de quoi pour faire
les bras ni les jambes, elle ne laisse pas
pourtant de fabriquer quelque chose qui
ressemble en quelque façon aux agens qui
l'ont produite.

Quoique la matière sur laquelle l'âme
travaille soit mêlée avec d'autre qui n'a
nulle disposition à la génération humaine,
cependant celle qui a des dispositions con-

venables sert à former un tronc animé qui
ressemble à un gros ver ou à un serpent,
c'est-à-dire, que ce corps n'a ni bras ni
jambes.

Si dans une autre occasion elle rencontre
un peu plus de matière pour former les
bras et les cuisses d'un fœtus, alors elle ne
fait que les commencer, sans pouvoir les
perfectionner faute de matière, et ainsi ces
parties imparfaites n'étant pas proportion-
nées au reste du corps, il se forme un fœtus qui ressemble à un lézard, à un rat sans
queue et sans poil, ou enfin à une gre-
nouille.

Si dans une troisième occasion la boule
où se forme le fœtus, est trop près de la matrice, et que là elle soit trop pressée par les
membranes trop dures d'une de ses cornes,
et qu'outre cela le fœtus manque de matière
pour être formé, alors l'âme ne peut faire
qu'un animal qui manquera de quelques
parties, et aura en même temps les autres
difformes. C'est ce que l'expérience nous
fait connoître, lorsqu'elle nous fait voir des
femmes qui accouchent de quelque enfant
qui a la figure d'un pourceau, d'un aigle,
ou de quelqu'autre animal semblable.

La boule où ce faux germe animé se forme, est chassée, avec le temps, dans la cavité de la matrice, comme le sont les véritables enfans, et là cet animal, recevant des cornes et du fond de la matrice des humeurs pour se nourrir et se perfectionner, croît de jour en jour jusqu'à ce que la nature en étant irritée s'en défasse avec peine, souvent avant neuf mois, et quelquefois aussi dans le terme ordinaire de la naissance des véritables enfans, ainsi qu'Houllie nous l'apprend par l'histoire d'une femme qui accoucha de quelques enfans semblables à des grenouilles.

Quoique l'âme de la semence de l'homme, ou si l'on veut les esprits de cette même semence, soient affoiblis par le mélange d'une matière irrégulière avec laquelle ils se sont mêlés dans la matrice un moment avant la conception même, cependant ils ont encore la vertu de pénétrer le corps de la femme, et de faire leur impression sur toutes ses humeurs, qu'ils mettent en mouvement et qu'ils font ensuite cailler pour faire l'arrière-faix de ce faux germe animé : car le sang des règles, coulant du fond de la matrice, achève de nourrir cet animal, comme

l fait du véritable enfant. Mais parce que
e sang de la femme, aussi bien que la se-
nence, a des parties hétérogènes, et en est
l'une substance toute différente les unes
les autres, il ne faut pas s'étonner si l'arrière-faix, aussi bien que le faux-germe,
t des parties si difformes, et si peu semblables à celles d'un arrière-faix d'un vé-
itable fœtus.

Il y en a qui ne peuvent croire que ces
aux-germes aient des causes naturelles,
ainsi que nous venons de l'expliquer : ils
pensent que les astres, par leurs diverses
rencontres, sont la cause de la génération
de ces animaux; mais, comme nous l'avons
dit ailleurs, les astres sont trop éloignés de
nous pour en être des causes prochaines;
ils ne font seulement que concourir en qua-
ité de cause commune dans toutes les opérations véritables ou dépravées de la nature.

Rondelet a une plaisante pensée sur la
génération de ces faux-germes animés : il
croit que si les femmes engendrent des fœtus
qui ressemblent à des lézards, à des héris-
ons, ou à d'autres pareils animaux, on
doit les interroger pour savoir si elles n'ont
point mangé d'herbes, ou bu d'eau qui con-

III.   Q

servât la semence de ces animaux ; car il se
persuade que les vers, les grenouilles, ou
les autres petits animaux qui s'engendrent
quelquefois dans les boyaux des hommes,
ne peuvent venir que des semences qu'ils ont
avalées, et que la chaleur naturelle a fait
éclore dans leur corps, ainsi que la semence
de ces animaux, étant distribuée parmi le
sang d'une femme, peut être envoyée à la
matrice, et y produire une espèce d'animal
semblable à celle dont elle procède.

Mais le sentiment de Gordon et de quelques autres médecins sur cette matière,
est, ce me semble bien plus probable que
celui-là : ils disent que la mauvaise nourriture des femmes fait de mauvaise semence,
et qu'elle est la cause de tous les désordres
qui arrivent dans la conception ; c'est pour
cela, ajoutent-ils, que l'on appelle frères
des Lombards ou des Salernitains les faux-
germes animés que les femmes italiennes
engendrent quelquefois avec de véritables
enfans, parce qu'elles se nourrissent fort
mal. Ainsi, les fausses conceptions se font
par un mélange irrégulier et par une proportion inégale des semences des deux sexes,
comme six gouttes d'esprit mêlées avec trois
gouttes d'eau forte font mal fermenter la

matière; mais il en faut six pour bien la faire agiter : j'en dis de même de la véritable conception, il faut une véritable et une égale portion de semence saine des deux sexes pour la bien faire.

L'expérience confirme cette opinion; car dans tous les lieux de l'Europe, principalement dans les méridionaux, où la plupart des femmes ne se nourrissent que d'herbes, de légumes ou de fruits qui font de mauvais sang et de mauvaise semence, il arrive de pareils désordres dans la génération. L'Italie et l'Espagne nous fournissent assez d'exemples sur ce sujet, que nous rapporterions ici, si nous ne craignions d'ennuyer le lecteur, qui pourra les lire dans les auteurs qui les ont écrits.

Il est si vrai que la génération des faux-germes se fait de la manière que je l'ai dite, que si l'on corrige l'intempérie des entrailles des femmes, si l'on purifie leur sang, si l'on évacue ces mauvaises humeurs qui font de mauvaise semence, on verra bientôt après arriver de véritables conceptions, ainsi que l'expérience nous le montre.

Après avoir prouvé que les faux-germes se forment par les vices et les défauts de la

semence, il faut expliquer à cette heure
comment les fardeaux s'engendrent par l'a-
bondance de la mauvaise qualité du sang
des règles.

Il y a deux sortes de fardeaux qui n'ont
de cordon ni l'un ni l'autre, comme a le
véritable fœtus : l'un paroît avoir quelque
principe de vie, et l'autre est tout-à-fait
inanimé, celui-là ne vient pas seulement
de la semence de l'homme et de la femme
mêlées ensemble, mais encore de beaucoup
de sang des règles, et c'est la raison pourquoi les bêtes n'en engendrent point, n'ayant
pas tant de sang de règles que les femmes,
et celui-ci ne procède que de la semence
de l'homme et du sang des règles, ainsi que
nous le ferons voir dans la suite de ce discours.

Le fardeau animé est une masse de chair
couverte d'une peau, sans figure humaine,
qui a des artères et des veines avec quelque
mouvement obscur ; il se forme de cette
sorte : le sang des règles ne sort tous les
mois du corps des femmes que par la fermentation que leur semence a excitée dans
toute la masse de leur sang, ainsi que nous
l'avons prouvé ailleurs ; si bien que ce sang

a toujours plus ou moins de semence dans sa masse, et par conséquent est plus ou moins susceptible des impressions que peut lui faire la semence de l'homme : car cette semence fait cailler le sang de la femme, au lieu que la semence de la femme ne le met qu'en mouvement. C'est à la semence de l'homme que l'on doit attribuer la formation du fœtus de l'arrière-faix ; et c'est aussi à cette même semence que l'on doit attribuer la vertu de faire les deux espèces de fardeaux, savoir, l'animé et l'inanimé, que nous avons tous deux souvent observés dans les hôpitaux des pays du Midi, où les femmes grosses sont reçues.

La semence de l'homme, étant jetée dans la matrice, y trouve quelquefois tant d'humeurs qui embarrassent les parties actives de sa substance, qu'elle ne peut pénétrer dans les cornes de la matrice, pour y former un enfant ; elle demeure dans la cavité comme engluée par l'abondance du sang des règles qui l'empêche de faire son action. L'âme de cette semence, qui veut incessamment agir lorsqu'elle trouve la matrice tant soit peu disposée à recevoir son caractère, ne peut demeurer sans rien comprendre :

III.

elle agit,donc sur la semence de la femme, qui depuis peu est sortie en abondance des cornes de la matrice, et qui s'y trouve mêlée parmi beaucoup de sang des règles, lesquelles en forment quelque chose d'animé, mais quelque chose d'informe. Elle y fait de la chair qui croît peu à peu ; elle y forme des artères, des veines, des ligamens, une peau, et donne à tout ce composé un mouvement tremblant et un sentiment obscur, comme ceux que la nature donne aux éponges. Mathieu de Grados observa un fardeau de cette sorte qui, après être né, ne vécut que quelques momens.

2. Mais si la semence de l'homme se mêle dans la matrice avec beaucoup de sang des règles, parmi lequel il y ait fort peu de semence de femme, alors il ne se fait nulle conception ; le sang des règles étouffe presque l'âme et tous les esprits de la semence de l'homme ; et s'il en reste quelques-uns, ils ne servent qu'à faire cailler et à former quelques veines parmi une chair sans figures; ou s'il se fait quelque sorte de conception, ce qui est animé ne vit pas long-temps ; si bien que l'un et l'autre fardeaux, c'est-à-dire celui qui a été peu de temps animé et

celui qui n'a jamais eu de principe de vie, demeurant l'un et l'autre fort long-temps dans la matrice, ils y croissent comme des potirons ou des truffes, et l'on en a vu y demeurer quelques années ou toute la vie même : témoin la femme d'un potier d'étain de Paris, qui porta un fardeau dix–sept ans, et qui mourut enfin, selon la remarque d'Ambroise Paré.

Tous ces faux-germes et ces fardeaux se forment quelquefois tout seuls, comme nous venons de le dire ; quelquefois avant le véritable enfant, et quelquefois aussi après, c'est-à-dire par superfétation.

Il n'est pas plus difficile à croire que la véritable conception se fasse après la généra-ration d'un faux-germe ou d'un fardeau, que de croire que la superfétation soit possible, de laquelle l'on ne doute plus présentement, que de croire aussi que le véritable fœtus se puisse former dans les entrailles d'une femme, après qu'elle a introduit dans la cavité de sa matrice un pessaire pour la te-nir assujettie, comme l'expérience me l'a fait voir, et que quelques autres histoires nous l'assurent. Car, soit que le faux-germe se forme dans l'une des cornes de la matrice, soit que le fardeau occupe son fond, cela n'empêche pourtant pas que le véritable fœtus ou que la semence de l'homme ne s'empare de la corne vide.

La superfétation d'un faux-germe ou d'un fardeau arrive quelquefois lorsqu'un enfant est formé dans une des cornes de la matrice, et qu'il ne descend pas sitôt dans sa cavité. Si pendant ce temps-là une femme amoureuse est caressée, alors elle peut concevoir une seconde fois, par la vertu de la semence de l'homme qu'elle reçoit dans les premières semaines de sa grossesse, et ainsi donner lieu à une seconde génération et à la formation d'un faux-germe ou d'un fardeau, selon que la matière sera disposée pour les former.

La semence de l'homme entre donc dans la même corne où la véritable conception se fait, pour y produire un faux-germe animé; et y trouvant la semence de la femme vers l'extrémité de la trompe qui touche la matrice, elle imprime ses caractères féconds sur une partie des humeurs qu'elle renferme, et qui sont propres à les recevoir. Mais comme la corne de la matrice, où est le premier fœtus qui a toutes ses parties accomplies, en est irritée après quelques semaines, elle les jette dehors l'un et l'autre, le dernier conçu ne faisant que de recevoir ses premiers linéamens.

Le véritable et le faux fœtus tombent donc dans la cavité de la matrice, et là s'efforcent d'un côté et d'autre d'attirer des humeurs pour se nourrir ; mais, comme le premier formé est le plus fort, il s'empare aussi de ce qu'il y a de meilleur dans les parties naturelles de la femme ; au lieu que l'autre étant languissant, et par la première conformation et par la privation de l'aliment qui lui est convenable, il demeure imparfait et prend la figure qui répond aux animaux dont nous avons parlé ci-dessus.

Quelquefois, au contraire, le faux fœtus suce ce qu'il trouve de meilleur, et ne laisse au véritable que le superflu et les ordures ; d'où vient que ce fœtus ne pouvant vivre de ce mauvais aliment, il languit et il meurt enfin avant que de naître. C'est de-là qu'est venue la fable que l'enfant naissant étoit mordu par le faux-germe animé, et que par ses morsures il l'empoisonnoit de son venin.

On peut ici former une question : savoir

si une femme peut engendrer un faux-germe ou un fardeau, sans avoir été caressée par un homme ?

Ceux qui sont d'avis que les vierges, aussi bien que les femmes, sont sujettes aux désordres de la conception, comme Jules Scaliger et Levinus Lemnius le soutiennent, lorsqu'ils disent que Gallien a justement comparé les œufs de poulets aux fardeaux des femmes, et que ces animaux faisant des œufs sans mâle, une femme pouvoit aussi faire un fardeau sans la communication d'un homme ; que la forte imagination d'une fille amoureuse pouvoit faire une impression suffisante sur des matières renfermées dans ses parties naturelles, et que de-là il pouvoit se former aussi bien un fardeau que des taches sur le corps d'un enfant ; et qu'enfin on avoit des exemples de personnes d'une vie exemplaire qui avoient engendré des fardeaux, sans avoir été caressées par des hommes.

Mais ce sentiment, qui paroît favorable aux femmes qui ont prostitué leur pudicité, ne sauroit forcer l'esprit de ceux qui ont examiné de bien près les actions de la nature sur le fait de la génération : car il est

aisé de savoir par expérience que de toutes
les religieuses et de toutes les filles qui sont
au monde, il n'y en a pas une qui ait engendré un fardeau, et nous n'avons point
d'histoire qui nous le fasse remarquer; si
nous en avons quelques-unes, elles nous sont
fort suspectes, et nous les croyons suppo-
sées : car, outre plusieurs raisons, les filles
n'ont pas les vaisseaux de la matrice assez
ouverts pour qu'ils puissent donner assez
de sang pour en former un; il n'y a que
les femmes sanguines et amoureuses qui
soient capables de ces sortes de générations,
quand elles s'allient à contre-temps avec
un homme.

La forte imagination d'une femme, non
plus que l'ardeur excessive de l'amour, ne
sont point capables de faire quelque sorte
de génération, comme Lévinus nous le veut
faire accroire; car quelle apparence que
l'action de l'âme, qui est matérielle, puisse
former des taches sur le corps des enfans,
et qui plus est, un corps dans les flancs
d'une femme? C'est ce que nous avons examiné ailleurs, en parlant des taches des
enfans, et ce que nous examinerons encore
au chapitre VII de ce livre.

Au reste, on ne pourroit attribuer
cause efficiente de cette espèce de généra
tion qu'à la semence de la femme, qui s
mêle parmi le sang de ses règles pour (
faire un fardeau. Mais comment se pour
roit-il faire que cette semence, qui origi-
nairement est du sang féminin, pût avoir
des parties si différentes entre elles pour
faire cailler le sang dont elle procède, et de
plus pour y former une peau, des artères
et des veines? Il n'y a que la semence de
l'homme, qui est d'une toute autre matière,
qui puisse causer ces effets, et c'est à celle-
là aussi à qui l'on en doit attribuer la faute
et la véritable génération humaine. Une
chose ne peut agir sur soi-même ; il faut
qu'elle ait des parties de différentes substances pour mettre un corps en mouvement
et pour en former quelque chose. Il est
vrai que la semence de la femme peut
faire mouvoir son sang, comme fait la
bile lorsqu'elle y est mêlée ; mais elle n'en
peut rien former.

De plus, personne n'a dit jusqu'ici que
le faux-germe s'engendroit sans la participation d'un homme ; et cependant il est
aussi bien une erreur de la conception que

le fardeau, qui n'est que la chair de l'arrière-faix mal faite.

Disons encore que, si le fardeau pouvoit
se former sans la semence de l'homme,
nous ne verrions pas si souvent des enfans
conçus et liés avec des fardeaux; et Alexandre Benoît ne nous feroit pas observer un
enfant de quatre ou cinq mois étouffé au
milieu d'un fardeau dont il tiroit son aliment comme de la chair de l'arrière-faix;
et Kerkringe ne nous en montreroit pas un
autre, comme nous l'avons remarqué ci-
dessus.

Ajoutons à cela, que si le sang des règles
s'est caillé quelquefois, et qu'en sortant il
ait donné des marques d'un fardeau, comme
le témoigne Marcellus; on doit croire que
ce n'étoit que du sang qui se caille aisément,
lorsqu'il est pur et qu'il est hors de ses vaisseaux. Si on le met dans l'eau, il se dissout
incoutinent; et on voit par là que ce n'est
que du sang en grumeaux et non une fausse
conception.

On peut encore dire que l'équivoque du
mot fardeau a été la seule cause que plusieurs médecins ont cru que le fardeau pouvoit être engendré sans la participation d'un

III.   R

homme. Ils étoient fondés sur les écrits de quelques anciens médecins, qui ont pris le fardeau pour une humeur de la matrice : mais la génération de ce fardeau ne dépend point du commerce d'un homme avec une femme : il n'en est pas de même de celui dont nous parlons, qui ne peut être engendré sans que l'homme y ait contribué de sa part.

Enfin, les œufs de poule n'ont nulle proportion aux fardeaux des femmes. Il est vrai que les femmes ont des matières qui répondent assez bien aux matières des œufs, et que celles qui jouissent d'une santé parfaite, et qui sont dans une belle jeunesse, rendent souvent de la semence proportionnée au blanc de l'œuf, et des règles qui répondent au jaune, et qui ont l'une et l'autre les mêmes usages; mais l'expérience nous a montré que cette semence et ce sang des règles n'engendroient rien, s'ils n'étoient touchés par un homme; comme il ne sortiroit point de poulet d'un œuf, à moins qu'il ne fût rendu fécond par la semence du coq.

On peut donc conclure après Hippocrate, Aristote, Galien, et plusieurs autres, que

es fausses générations ne se peuvent faire
ans qu'une femme ait été caressée par un
omme.

Il seroit bon de rapporter ici les signes
es faux – germes et des fardeaux , pour
es distinguer d'avec la véritable grossesse ,
uisque c'est principalement l'affaire d'un
nédecin , qui ne doit jamais s'y tromper.

Si donc une femme est grosse d'un faux-
erme ou d'un fardeau , elle a plus de dou-
eur au ventre que celle qui l'est d'un vé-
itable enfant ; sa douleur procédant plutôt
'une cause qui est contre les lois de la na-
ure que de celle qui est selon ses équitables
écrets.

D'ailleurs, elle a les mamelles moins dures
t moins pleines de lait : il y en a même qui
nanquent de lait et qui nous marquent par-
à qu'elles n'ont point d'enfant dans les en-
railles.

Au reste, le fardeau n'ayant point de
nouvement par lui-même , il tombe du
ôté que la femme se tourne ; au lieu que
'enfant demeure attaché par sa propre vertu
lans le lieu où il est , et qu'on le sent mou-
oir de bas en haut quand on met la main
sur le ventre d'une femme grosse de cinq

mois; ce que l'on n'aperçoit ni dans un faux-germe ni dans un fardeau.

Enfin, une femme a beaucoup plus de peine et plus de tranchées à rendre un germe ou un fardeau, qu'un enfant qui donne le branle aux couches; au lieu qu'un fardeau étant immobile, les efforts doivent tous venir du côté de la mère.

FIN DU TOME TROISIÈME.

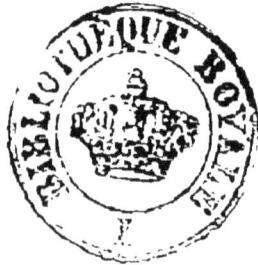